Come la **scienza della qualità degli ovuli** può **aiutare la tua fertilità** per **concepire con la fecondazione in vitro** o **naturale**

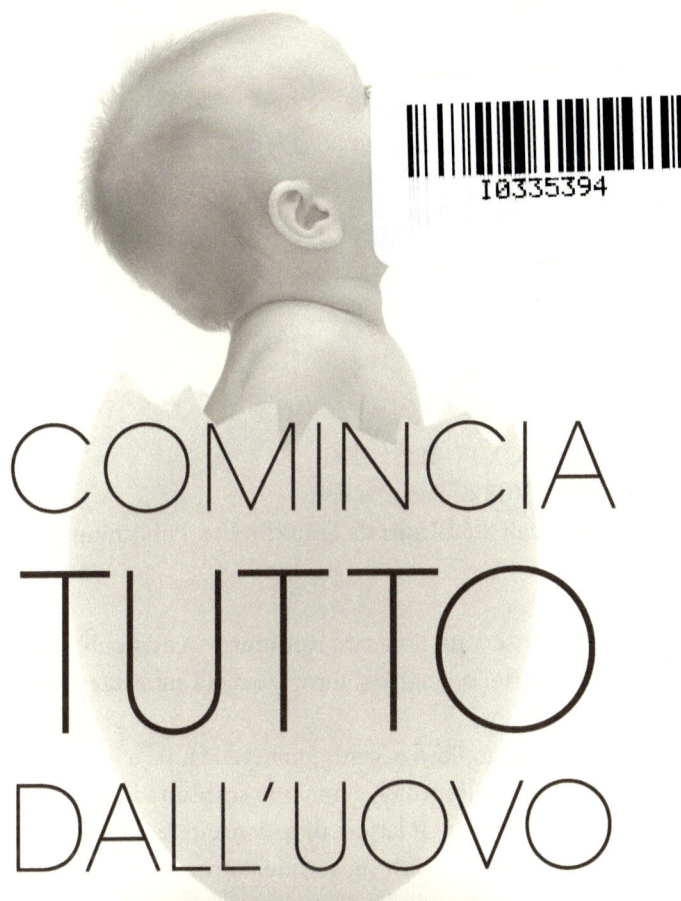

COMINCIA TUTTO DALL'UOVO

REBECCA FETT

Franklin Fox Publishing
New York

FRANKLIN FOX PUBLISHING
Copyright © 2018 di Rebecca Fett
Pubblicato negli Stati Uniti da Franklin Fox Publishing LLC, New York.

Tutti i diritti riservati. È vietato riprodurre questa pubblicazione, in toto o in parte, in qualsiasi forma, senza l'autorizzazione esplicita dell'autore.
Lo scopo di questo libro è fornire materiale utile e informativo, non di dare consigli medici, e non può sostituire l'intervento di un medico professionista. Il lettore deve consultare il proprio medico prima di adottare qualsiasi suggerimento contenuto al suo interno. L'autore, il traduttore e l'editore declinano qualsiasi responsabilità per danni di qualsiasi genere in conseguenza dell'applicazione del contenuto del libro.

ISBN-13: 978-0991126941
ISBN-10: 0991126947

www.itstartswiththeegg.com

Indice

Introduzione 5
Come usare questo libro .15

Parte 1 Le cause della ridotta qualità degli ovuli . . . 21
    Capitolo 1:   Comprendere la qualità degli ovuli 23
    Capitolo 2:   I pericoli del BPA 37
    Capitolo 3:   Ftalati e altre tossine 57
    Capitolo 4:   Ostacoli inaspettati alla fertilità 79

Parte 2 Come i giusti integratori possono migliorare la qualità degli ovuli 95
    Capitolo 5:   Multivitaminici prenatali 97
    Capitolo 6:   Dare energia agli ovuli con il coenzima Q10 . .109
    Capitolo 7:   La melatonina e altri antiossidanti 123
    Capitolo 8:   Riprendere l'ovulazione con il mio-inositolo . .145
    Capitolo 9:   Il DHEA per le riserve ovariche scarse 155
    Capitolo 10: Integratori che possono fare più male che bene. .173

Parte 3 La visione completa 179
    Capitolo 11: La dieta per la qualità degli ovuli 181
    Capitolo 12: L'altra metà dell'equazione: la qualità dello sperma 205
    Capitolo 13: Mettiamo tutto insieme: il piano d'azione completo 225
                        Bibliografia 235

Introduzione

SE VOLETE PROGRAMMARE una gravidanza, state facendo trattamenti per la fertilità o cicli di fecondazione in vitro che non hanno ancora avuto effetto o avete avuto degli aborti spontanei, è molto importante che forniate ai vostri ovociti i nutrienti specifici che permettono di sostenere lo sviluppo dell'embrione ed evitare le tossine che sono causa dei principali problemi. Questo libro spiega le semplici cose che si possono fare per avere la massima probabilità possibile di restare incinte e portare a casa un bambino sano. E comincia tutto dall'uovo.

La convinzione comune è che le donne nascano con tutti gli ovociti che avranno durante la vita e che la qualità di questi ultimi diminuisca in modo drastico con l'età; in realtà la cosa è un po' più complessa. Per la maggior parte della vita, gli ovociti sono in uno stato di animazione sospesa, come cellule non mature, ma nei tre o quattro mesi prima dell'ovulazione gli ovuli subiscono una netta trasformazione; infatti, crescono molto di dimensioni e cominciano a produrre molta più energia. Gli ovuli, poi, devono eseguire un processo preciso di separazione e emissione di coppie di cromosomi; se questo processo ha problemi, cosa che spesso accade, l'ovulo avrà delle anomalie cromosomiche, che sono la sola causa principale degli aborti spontanei e del fallimento dei cicli di fecondazione in vitro, oltre che la ragione per cui le donne in età più avanzata ci mettono più tempo a concepire.

In molti casi alle donne viene detto che non c'è molto che possano fare per migliorare la qualità degli ovuli, ma le ultime ricerche si oppongono a questo vecchio preconcetto. La fase di crescita prima dell'ovulazione è un momento critico, durante il quale possono accadere molte cose che influiscono sulla qualità dell'ovocita, sia in senso positivo che negativo, e tra queste ci sono effetti dannosi dell'esposizione a tossine quali il BPA e gli ftalati, ma anche effetti protettivi dati dall'aggiunta di antiossidanti e altri nutrienti. Come risultato, c'è una piccola finestra di opportunità nella quale si può fare la differenza per quanto concerne la qualità degli ovuli.

Questo libro sarà la vostra guida per strategie specifiche che sono supportate da ricerche scientifiche ad alto livello. Cosa importante da notare è che i suggerimenti qui indicati non sono basati su studi isolati su animali, che promettono una soluzione alla qualità scadente degli ovociti. Singoli studi, in particolare sugli animali o in provetta, danno solo prove limitate e devono essere presi con le pinze. Invece, questo libro è basato su un'analisi completa di una grande quantità di ricerca medica, tra cui studi confermati da diversi gruppi ed effettuati su pazienti reali.

Se siete sotto trattamento di uno specialista della fertilità, avrete forse già ricevuto suggerimenti sugli integratori che possono migliorare la qualità degli ovuli. Alcuni medici potrebbero avere informazioni più aggiornate e supportate da ricerca scientifica di altri; il mio scopo in questo libro è dare degli strumenti per capire a fondo cosa aiuta e cosa no, in modo da poter prendere una decisione informata.

Ma prima, la storia di come sono diventata ossessionata dalla scienza della qualità degli ovuli. La mia missione è iniziata con le stesse paure e ansie che molte donne affrontano in caso di infertilità. Stavo per cominciare un ciclo di fecondazione in vitro e non potevo fare a meno di preoccuparmi: funzionerà? Avremo abbastanza ovuli? Produrranno embrioni abbastanza buoni da trasferirsi e portare a una gravidanza?

In qualsiasi ciclo di fecondazione in vitro ci sono così tante cose che possono andare male, e tanto in ballo. Nel ciclo a cui mi sono sottoposta c'era anche un'altra persona che contava sul fatto che io producessi abbastanza ovuli: la nostra portatrice gestazionale, o "surrogata". Se il ciclo avesse fallito, non solo io avrei dovuto ripetere tutte le iniezioni e gli appuntamenti dal medico, ma la stessa cosa avrebbe dovuto fare lei.

Avevo iniziato il processo con tanta fiducia pensando che, dato che avevo meno di 30 anni, concepire con la fecondazione in vitro sarebbe stato semplice. Ma poi, è accaduto l'inaspettato: mi è stata diagnosticata una riserva ovarica scarsa e il nostro specialista di fertilità ci ha detto che sarebbe servito un protocollo farmacologico molto aggressivo per aiutarci a concepire. Se fossero riusciti a estrarre pochi ovuli, la probabilità di avere un embrione da trasferire non sarebbe stata alta. Alla domanda se ci fossero degli integratori che potessero aumentare questa probabilità, la risposta non è stata chiara, quindi ho messo al lavoro la mia formazione in biologia molecolare e biochimica e mi sono imbarcata nella missione di scoprire quale fosse lo stato della ricerca scientifica.

Durante gli studi per la laurea in biologia molecolare, avevo studiato i meccanismi del danneggiamento e della riparazione del DNA, il processo dettagliato della produzione di energia all'interno delle cellule e come entrambi i processi siano legati agli antiossidanti. Avevo anche studiato il sistema complesso nel quale i cromosomi all'interno di un ovulo vengono ricombinati e poi separati meccanicamente, prima e dopo la fecondazione. Analizzando più a fondo gli articoli scientifici sulla qualità degli ovuli, tutti i tasselli che avevo studiato anni prima hanno cominciato a unirsi con gli studi di ultima generazione, fino a formare uno schema delle varie cause delle anomalie cromosomiche negli ovuli e dell'influenza dei fattori esterni. In breve, la ricerca rivelava una silenziosa rivoluzione sul nostro modo di pensare alla qualità degli ovuli.

Ho cominciato a mettere in pratica tutto ciò che avevo imparato: ho migliorato la dieta escludendo i carboidrati raffinati (per abbassare l'insulina, che ha un effetto negativo sulla qualità degli ovuli), ho cominciato a prendere alcuni integratori tutti i giorni e ho fatto dei passi in più per limitare l'esposizione alle tossine che si trovano nell'ambiente casalingo, ad esempio sostituendo la plastica con il vetro e comprando prodotti per la pulizia naturali.

Ho anche deciso di prendere l'ormone DHEA che, come spiegherò più avanti, è stato oggetto di un dibattito acceso nel mondo della fecondazione in vitro per gli ultimi cinque anni.

Durante quei mesi, ho cominciato a pensare a me stessa come "pre-incinta" e ho protetto gli ovuli come avrei fatto con un bambino se fossi stata in gravidanza. Mi sono sentita rassicurata dal fatto che, anche se quel ciclo di fecondazione in vitro non avrebbe avuto effetto positivo, almeno avevo fatto tutto ciò che mi era possibile per generare degli embrioni in salute.

Detto questo, non mi aspettavo miracoli. Sospettavo comunque che, con una riserva limitata di ovuli, la mia strada fosse in salita. Avevo visto le statistiche che mostravano le percentuali di successo della fecondazione in vitro in funzione della riserva ovarica, e non c'era motivo di essere ottimisti.

Un paio di mesi dopo aver iniziato la ricerca della qualità degli ovuli, io e mio marito siamo tornati alla clinica della fertilità per un controllo di routine delle ovaie prima di cominciare i farmaci per la stimolazione, e siamo rimasti sciocati nel vedere quanto la situazione fosse cambiata. Invece di un paio di follicoli (le piccole strutture in cui si matura un singolo ovulo) in ciascun'ovaia, gli ultrasuoni hanno mostrato che avevo quasi 20 ovuli in maturazione. Questo numero era perfettamente normale, e il peso delle parole "riserva ovarica scarsa" mi si è sollevato dal petto. D'improvviso, le nostre possibilità erano migliorate di molto.

Nonostante tutto, restavo nervosa. Le settimane passavano e ogni giornata era diventata una routine di iniezioni, pillole, ultrasuoni e analisi del sangue. Il test ci davano la speranza di un risultato positivo ma, come ci aveva spiegato il medico, non ci sono garanzie nei cicli di fecondazione in vitro, perché ci sono moltissimi aspetti che possono andare male. Ogni mattina e ogni sera, quando tiravo fuori le mie scatole di siringhe, aghi e boccette di costosissimi farmaci per la fertilità e mi preparavo a fare varie iniezioni, ero in ansia, perché sapevo che forse era fatica sprecata.

Il giorno dell'estrazione degli ovuli, mi sono svegliata dopo la procedura e ho scoperto che avevano estratto 22 ovuli, e che erano tutti maturi. Anche tra i fumi dell'anestetico, quella notizia mi ha dato un gran sollievo. Ho cercato di non emozionarmi troppo, sapendo che c'erano ancora delle traversie da superare, ma d'improvviso eravamo davanti alla reale prospettiva che quel ciclo avrebbe potuto davvero funzionare.

A quel punto sapevo che era una questione di numeri. Nel tipico ciclo di fecondazione in vitro, in cui vengono estratti 20 ovuli, circa 15 vengono fecondati. Di questi embrioni, solo un terzo passano i primi 5 giorni, necessari per poter essere trasferiti nell'utero. Il nostro programma era di trasferire un solo embrione, quindi ce ne serviva solo uno di buona qualità che arrivasse allo stadio critico di "blastocisti" dopo 5 giorni. Sapendo però che una gran parte dei trasferimenti di embrioni fallisce e che forse avremmo dovuto fare un secondo o un terzo tentativo, prima di restare incinta, più embrioni avessimo avuto, meglio sarebbe stato.

Più tardi, quello stesso giorno, mentre aspettavamo di scoprire quanti ovuli si fossero fecondati, la clinica ci ha chiamato: di 22 ovuli se ne erano fecondati 19. Ora c'era un'ottima probabilità che alcuni embrioni arrivassero allo stadio di blastocisti, anche se molte coppie nella nostra stessa situazione non sono così fortunate. Cinque giorni più tardi ci è arrivata un'altra sorpresa: tutti e 19 gli embrioni erano sopravvissuti e diventati blastocisti di buona qualità. Il risultato era davvero insperato. In effetti, anche se la nostra clinica aveva trattato migliaia di pazienti e aveva una delle percentuali di successo più alte degli Stati Uniti, avevamo superato il record di numero di blastocisti di buona qualità da un singolo ciclo.

Il sesto giorno dopo l'estrazione degli ovuli, abbiamo trasferito un embrione perfetto e cominciato la difficile attesa di due settimane per scoprire se la madre surrogata fosse incinta. Poi, è successo quello che speravamo: il test di gravidanza era positivo. È impossibile sapere se sarebbe successa la stessa cosa senza il mio impegno nel migliorare la qualità degli ovuli, ma la ricerca scientifica mostra che questa è l'unico fattore importante per determinare se un ovulo verrà fecondato e sopravviva allo stadio di blastocisti, e determina anche se un embrione è capace di impiantarsi e portare a una gravidanza vitale.

Quando ho raccontato questa storia alle mie amiche, la reazione è stata sempre la stessa indipendentemente dalla fase della vita in cui si trovavano: tutte volevano sapere cosa potessero fare per aumentare le loro possibilità. Mi sono ritrovata a voler approfondire di nuovo la ricerca scientifica: una cosa è decidere per se stesse se la ricerca mostra che un determinato integratore è sicuro e vale la pena prenderlo, un'altra è condividere questa informazione con altre donne che cercano di restare incinte e che hanno avuto aborti multipli: avevo una responsabilità molto più grande. E quindi, ho cominciato una ricerca e un'analisi molto più approfondite degli ultimi studi sulla qualità degli ovuli.

Ho analizzato con attenzione centinaia di articoli scientifici che studiavano gli effetti specifici delle tossine e dei nutrienti sui processi biologici, identificando la loro influenza sulle percentuali di fertilità e di aborto in studi estesi sulla popolazione, e ho scoperto i fattori che hanno effetto sulle percentuali di successo nella fecondazione in vitro; potete trovare tutti questi studi nella sezione di bibliografia, insieme alle informazioni su come accedere agli articoli online. Questa ricerca completa è un'impresa che la maggior parte degli specialisti di fertilità non ha tempo di fare e, cosa che non mi ha sorpreso, ho visto che molti medici non sono aggiornati sulle ultime scoperte.

Ho imparato velocemente che i consigli standard delle cliniche di fecondazione in vitro e dei libri sulla fertilità non sono aggiornati alle ultime ricerche. Come esempio, vi sarà difficile trovare un medico che sappia che la BPA, una tossina che si trova comunemente negli involucri alimentari di plastica, ha un notevole effetto negativo sulla fertilità e sulle percentuali di successo della fecondazione in vitro.

In parte il problema è che molta ricerca è recente, come gli studi pubblicati nel 2016 dai ricercatori della Harvard School of Public Health che hanno scoperto che donne con livelli più alti di determinate sostanze chimiche che si trovano nella plastica e nei cosmetici producono meno ovuli ed embrioni nei cicli di fecondazione in vitro, e che i loro embrioni hanno minore probabilità di impiantarsi e portare a una gravidanza. La grande quantità di ricerche sulle sostanze chimiche che si trovano comunemente dà una grossa motivazione a limitare la propria esposizione a tali sostanze, ma è difficile saperlo dal proprio medico.

Con questo non voglio dire che tutte le cliniche che effettuano la fecondazione in vitro siano rimaste indietro riguardo alla ricerca sugli integratori e la qualità degli ovuli; alcune sono aggiornatissime e consigliano una serie di integratori che si avvicinano molto a quelli indicati in questo libro, ma queste cliniche in genere non spiegano l'affascinante storia del perché ogni integratore funziona, né possono raggiungere le pazienti che non hanno intrapreso la strada della fecondazione in vitro, e inoltre in genere non suggeriscono tutte le altre misure che si possono prendere, a parte gli integratori.

Molte donne che si preparano alla fecondazione in vitro sono consapevoli di non ricevere, forse, i consigli più aggiornati su come migliorare le proprie possibilità, e quindi si rivolgono a Internet per avere informazioni. Questo metodo spesso le porta a prendere integratori che non sono supportati da nessuna ricerca scientifica, o che addirittura possono essere negativi per la fertilità. Questo libro non solo discute gli interventi utili, ma anche aiuta a sfatare dei miti su alcuni integratori che fanno più male che bene.

Per le donne che cercano di concepire in modo naturale, invece che attraverso la fecondazione in vitro, affidarsi a Internet per capire quali integratori prendere può essere davvero problematico, perché ci sono altri fattori da prendere in considerazione, oltre alla qualità degli ovuli.

Come esempio, la ricerca ha dimostrato in modo chiaro che gli integratori di melatonina aumentano la qualità degli ovuli e quindi spesso vengono consigliati alle donne che affrontano la fecondazione in vitro, ma il problema di tali integratori è che a lungo termine possono interrompere l'ovulazione. Questo significa che la melatonina è utile solo nel contesto della fecondazione in vitro, dove la regolazione naturale dell'ovulazione non è importante, ma se state cercando di concepire in modo naturale, l'ovulazione irregolare è un problema serio, e prendere la melatonina potrebbe rendervi più difficile restare incinte. Consultare Internet per avere idee su cosa prendere per la fertilità può non dare questo tipo di informazioni, e quindi può creare problemi a molte donne.

Un altro esempio dei problemi dei consigli standard delle cliniche di fecondazione in vitro è quello dell'integratore di DHEA: se vi è stata diagnosticata una riserva ovarica scarsa, e vi state preparando alla fecondazione in vitro, il fatto che vi venga consigliato se prendere o no il DHEA dipende dalla clinica a cui vi siete rivolte, e non da motivazioni logiche. Molte cliniche lasciano questa decisione al singolo paziente, senza dare informazioni dettagliate sulla forza delle prove scientifiche. Ci meritiamo di meglio, e abbiamo il diritto di prendere decisioni davvero informate.

Vedendo questo abisso tra la ricerca e i normali consigli sulla fertilità, mi sono sentita in dovere di aiutare distillando la ricerca clinica in informazioni concrete e comprensibili. Mentre mi convincevo dell'impatto dei fattori esterni sulla qualità degli ovuli, e di quanto sia importante quest'ultima per le probabilità di concepimento, che sia in modo naturale o con la fecondazione in vitro, ho sentito la necessità di aiutare le altre donne che affrontano problemi di infertilità. E così è nato questo libro.

Vedere il nostro bambino che cresceva all'ecografia delle 12 settimane e sentire il suo cuore che batteva è stato un momento di tale gioia che ho desiderato la stessa cosa per tutti coloro che si affidano ai trattamenti sulla fertilità o che vogliono avere un figlio. Certo, a questo mondo non si possono fare promesse, e nessuno può darvi la garanzia che restiate incinte, perché ci sono così tante variabili e le difficoltà sono diverse per ciascuna, soprattutto se avete più di 35 anni, ma questo libro vi dà modo di migliorare le vostre possibilità e, facendolo, migliorare la vostra salute e prepararvi a una gravidanza più tranquilla.

Come usare questo libro

Se state iniziando ora

Se avete appena iniziato a cercare una gravidanza e non avete ragioni per aspettarvi problemi di fertilità, è probabile che non dobbiate adottare tutti i suggerimenti di questo libro per riuscirci. Concentrandovi sui consigli del *piano di base* (riassunto alla fine del libro) e facendo dei piccoli cambiamenti, potreste restare incinte più velocemente e ridurre i rischi di aborto spontaneo. Questo perché anche le donne giovani e in salute hanno una parte significativa di ovuli anomali. Se questo accade agli ovuli delle ovulazioni di qualche mese uno dopo l'altro, vi accadrà che il tempo per rimanere incinte si allungherà e vi metterà a rischio di perdere una gravidanza. I consigli in questo libro danno benefici anche per la salute complessiva vostra e del vostro futuro bambino, in particolare quelli dei capitoli che trattano le tossine specifiche che è stato dimostrato danneggiano lo sviluppo del feto.

Se avete difficoltà nel concepire

Se state provando a concepire da più di 12 mesi, o da più di 6 mesi e avete più di 35 anni, è una buona idea consultare uno specialista per capire se c'è una causa medica specifica di infertilità che possa essere affrontata. Per molti, consultare uno specialista di fertilità fa scoprire delle barriere fisiche, come del tessuto cicatriziale o un blocco alle tube di Falloppio, o rivela problemi ormonali che influiscono sull'ovulazione o l'impianto.

Potrebbe essere disponibile un trattamento specifico, o il vostro medico potrebbe consigliarvi la fecondazione in vitro per evitare le cause sottostanti dell'infertilità. In un modo o nell'altro, resta importante, insieme agli altri trattamenti, fare dei passi per migliorare la qualità degli ovuli, perché la qualità degli ovuli può aumentare le possibilità di successo, anche nel caso in cui non sia la causa principale di infertilità.

Se ricadete in questa categoria, e vi è stato diagnosticato uno specifico problema fisico o ormonale, dovreste seguire i consigli del *piano intermedio*, che comprende misure aggiuntive che hanno ulteriori benefici sulla qualità degli ovuli e che affrontano i problemi di ovulazione. Il piano deve essere leggermente modificato se vi è stata diagnosticata la sindrome dell'ovaio policistico (PCO).

La PCO è la condizione di infertilità dovuta all'ovulazione più comune al mondo. Ha l'effetto secondario di ridurre la qualità degli ovuli in modo molto specifico; se avete la PCO, è importante adottare i consigli del *piano intermedio* oltre a quelli sulla dieta e sugli integratori che bilanciano l'impatto negativo della PCO sulla qualità degli ovuli. Si è trovato che integratori specifici, quali il mio-inositolo, hanno dei benefici notevoli sulle donne con la PCO perché ribilanciano gli ormoni e lo zucchero nel sangue, e quindi affrontano la causa della minor qualità degli ovuli e ripristinano l'ovulazione.

Se invece avete avuto la diagnosi onnicomprensiva di "infertilità inspiegata" o "infertilità legata all'età", dovrete lavorare più di tutte per migliorare la qualità degli ovuli, e avrete più benefici. Vi consiglio di seguire il *piano avanzato*, che comprende integratori aggiuntivi e altre misure studiate su donne che hanno fatto molti cicli di fecondazione in vitro senza effetto. Dato che ci vogliono circa tre mesi per far maturare un ovulo, è importante cominciare a seguire il piano il prima possibile.

In genere, alle donne a cui viene diagnosticata l'"infertilità inspiegata" o l'"infertilità legata all'età" viene consigliato dalle cliniche di fare un programma progressivo di tecniche di riproduzione assistita, cominciando con dei farmaci, poi passando all'inseminazione intrauterina (IUI) e, alla fine, la fecondazione in vitro. Queste tecniche spesso hanno successo, ma lo fanno aggirando, invece che affrontando, il problema reale, e spesso nel processo si hanno molti tentativi falliti.

Come spiegato nel prossimo capitolo, il rapido declino nella fertilità che comincia intorno ai 35 anni è in gran parte un prodotto della minore qualità degli ovuli, e spesso diventa un fattore limitativo per le gravidanze, anche con l'assistenza della fecondazione in vitro. Le percentuali di successo nei cicli di fecondazione in vitro dipendono molto dall'età; a meno che non vengano usati ovuli di una donatrice, la fecondazione in vitro non può fare più di tanto.

Se nel vostro caso l'infertilità non è stata spiegata o è stata attribuita all'età, o se avete fatto dei cicli di fecondazione in vitro senza successo, migliorare la qualità degli ovuli dovrebbe essere la prima cosa a cui dedicarsi per aumentare la probabilità di concepimento. La ricerca mostra che solo gli ovuli di buona qualità diventeranno embrioni che possano sopravvivere alla prima settimana, la più critica, e impiantarsi con successo tanto da portare a una gravidanza. Che scegliate di usare la fecondazione in vitro o di continuare a concepire in modo naturale, è molto importante massimizzare la percentuale di ovuli di buona qualità che abbiano la possibilità di diventare un bambino sano.

Aborti multipli

Migliorare la qualità degli ovuli può avere un ruolo importante nel prevenire alcuni tipi di aborto spontaneo. Se ne avete avuti più di uno, il vostro medico vi avrà forse consigliato uno screening completo per determinarne la causa. Se non l'avete ancora fatto, dovreste insistere. Molte donne che hanno perso più di una gravidanza avevano coaguli o malattie autoimmuni che possono essere trattate con i farmaci. Un'altra causa comune è una minore attività della tiroide. Scoprendo se avete uno di questi problemi medici che causano aborti spontanei e ne spiegano circa un quarto, potreste ridurre le possibilità che accada di nuovo. Ad esempio, per le donne che hanno degli anticorpi che attaccano la tiroide (malattia nota come tiroidite cronica di Hashimoto), il trattamento con un ormone della tiroide noto come levotiroxina diminuisce le probabilità di aborto spontaneo di più del 50%.

Se le analisi escludono coaguli, malattie autoimmuni e problemi alla tiroide come cause della perdita delle gravidanze, il colpevole più probabile è la qualità degli ovuli. Questo avviene perché un ovulo di qualità bassa con anomalie cromosomiche si sviluppa in un embrione e poi in un feto con anomalie cromosomiche e una possibilità di sopravvivenza molto ridotta. Le anomalie cromosomiche sono infatti la causa più comune di aborti spontanei, e ne spiegano circa il 40-50%.

Come spiega il capitolo successivo, queste anomalie si originano quasi sempre nell'ovulo e diventano più frequenti con l'età. In questo libro, saprete come le anomalie cromosomiche in genere avvengono durante l'ultima fase della maturazione, prima dell'ovulazione, e saprete cosa fare per ridurre la possibilità che la vostra prossima gravidanza abbia problemi del genere.

Se avete avuto due aborti spontanei o più, e il vostro medico non riesce a trovare una causa medica, o se sapete che delle gravidanze precedenti sono state soggette ad anomalie cromosomiche (come la sindrome di Down o un'altra "trisomia"), potreste voler seguire il *piano avanzato* per almeno tre mesi prima di cercare di concepire di nuovo.

E lo sperma?

Anche se questo libro si concentra sulla qualità degli ovuli, molti degli stessi fattori esterni influiscono sullo sperma in modo simile, come indicato nel capitolo 12. Anche se spesso non è tanto critica quanto la qualità degli ovuli, quella dello sperma può in alcuni casi avere un effetto significativo sulle possibilità di concepimento, ed è tempo di rivedere l'assunto che l'età e lo stile di vita del padre siano irrilevanti. Se sapete o sospettate che l'infertilità maschile sia un fattore dei vostri problemi nel concepire, sarà particolarmente valido applicare i consigli del capitolo 12, che spiegano i nutrienti specifici che influiscono sulla qualità dello sperma. Anche se non avete motivo di preoccuparvi di questo aspetto, saprete perché per tutti gli uomini che cercano di concepire sia importante assumere un multivitaminico giornaliero per aumentare la loro probabilità di successo.

Conclusioni

Che stiate cercando di concepire in modo naturale, con la fecondazione in vitro, o stiate tentando di nuovo dopo un aborto spontaneo, è molto importante che facciate tutto il possibile per migliorare la qualità degli ovuli. Ci vogliono circa tre mesi perché un ovocita si sviluppi in un ovulo maturo pronto all'ovulazione, e questa è la finestra di tempo cruciale per mantenere la qualità degli ovuli. Nei capitoli successivi, saprete le cose più importanti da fare, ma per capire come questi fattori dello stile di vita possano migliorare la qualità degli ovuli dovrete prima capire cosa questa significhi e come si possano avere delle anomalie cromosomiche. Questo è l'oggetto del capitolo 1.

Parte 1

Le cause della ridotta qualità degli ovuli

CAPITOLO 1

Comprendere la qualità degli ovuli

La diminuzione della fertilità con l'età dipende quasi completamente dalla diminuzione della quantità e della qualità degli ovuli; lo sappiamo perché le donne più mature che usano ovuli di donatrici hanno una percentuale di gravidanze simile a quella delle donne più giovani. Ma cosa significa qualità degli ovuli? In linea di massima questa descrive il potenziale per un ovulo di diventare una gravidanza vitale dopo la fecondazione. E non è cosa da poco: la grande maggioranza di ovuli fecondati non hanno le caratteristiche necessarie.

La qualità degli ovuli è tutto

Per qualsiasi embrione, le prime settimane dopo la fecondazione sono un grosso problema, e molti di essi smettono di svilupparsi a un certo punto di questo periodo. In effetti, la maggior parte degli embrioni concepiti in modo naturale viene persa prima ancora che una donna sappia di essere incinta. Solo circa un terzo degli embrioni fecondati sopravvivono e diventano un bambino. La percentuale può essere anche minore nel contesto della fecondazione in vitro, dove molti ovuli fecondati non riescono a superare lo stadio di embrione di cinque giorni (noto come "blastocisti") e quelli che ce la fanno e vengono trasferiti nell'utero spesso non si impiantano con successo, e risultano in un fallimento.

Il fatto che la maggior parte degli ovuli fecondati non si trasformano in una gravidanza vitale è un problema che riceve pochissime attenzioni, perché c'è l'idea errata che il problema più grande sia far fecondare l'ovulo; per questo, i principali consigli che vengono dati si concentrano sull'ovulazione e sulle tempistiche per la fecondazione. Questo approccio ha un obiettivo sbagliato, perché il fatto che un ovulo fecondato poi continui a svilupparsi spesso è un problema molto più grande. Nella realtà, la qualità degli ovuli ha un ruolo critico sui tempi di una gravidanza, che sia naturale o con la fecondazione in vitro, e il segreto sta nel DNA dell'ovulo.

Anche se il potenziale di un embrione di svilupparsi in una gravidanza dipende da molti fattori, di gran lunga il più importante è avere il corretto numero di copie di ciascun cromosoma. Le anomalie dei cromosomi negli ovuli hanno un profondo impatto sulla fertilità perché a ogni stadio dello sviluppo, dalla fecondazione in poi, un embrione formato da un ovulo con un'anomalia nei cromosomi ha un potenziale molto minore di continuare a svilupparsi. Questo si può manifestare con l'incapacità di restare incinta o con un aborto precoce. Per molte donne, le anomalie cromosomiche negli ovuli diventano l'ostacolo più grande al concepimento e al portare a termine una gravidanza.

Non è una sorpresa sapere che la qualità scarsa degli ovuli è molto più comune nelle donne che hanno avuto difficoltà a concepire. Percentuali alte di anomalie cromosomiche vengono rilevate negli ovuli delle donne che hanno una storia di aborti spontanei multipli, di quelle che hanno fatto diversi cicli di fecondazione in vitro in cui gli embrioni sono stati trasferiti ma non c'è stata gravidanza (i cosiddetti "fallimenti ricorrenti dell'impianto") e di quelle con la sindrome dell'ovaio policistico. Ad esempio, la proporzione di embrioni anomali nelle donne con una storia di più impianti falliti nei cicli di fecondazione in vitro può essere fino al 70%.

Gli errori nei cromosomi degli ovuli non solo hanno un effetto negativo per la possibilità di restare incinte, ma sono anche una delle principali cause di aborto spontaneo. Sfortunatamente, gli aborti di questo tipo sono piuttosto frequenti e avvengono circa nel 10-15% delle gravidanze riconosciute. Tuttavia, la maggior parte delle gravidanze perse non vengono nemmeno notate perché avvengono molto presto, prima che la donna si renda conto di essere incinta. Quando si considerano tali gravidanze, la percentuale di aborto arriva al 70%. Parte della ragione di una percentuale così alta è che dal momento del concepimento si ha un processo di selezione continua nei confronti degli embrioni con anomalie cromosomiche.

In effetti, *le anomalie nei cromosomi sono la prima causa nota degli aborti spontanei, con una percentuale più alta della somma di tutte le altre cause note.* In uno studio effettuato in Giappone su circa 500 donne con una storia di 2 o più aborti spontanei, si è trovato che il 41% degli aborti è stato causato da un'anomalia nei cromosomi del feto, mentre tutte le altre cause note assommavano al 30% delle perdite di gravidanza. Altri studi hanno scoperto che più di metà degli aborti spontanei nei primo trimestre sono dovuti ad anomalie cromosomiche. È anche importante notare che tali studi hanno esaminato gli aborti nelle sole gravidanze riconosciute, e che la percentuale di anomalie cromosomiche è verosimilmente più alta nei casi che avvengono nel breve periodo dopo la fecondazione.

Una reazione comune a questa informazione è pensare che gli errori nei cromosomi degli ovuli siano fuori dal nostro controllo, ma recenti ricerche scientifiche mostrano che questo non è vero: la proporzione di ovuli con anomalie cromosomiche può essere influenzata dalla dieta e dallo stile di vita, cose su cui abbiamo la possibilità di agire. Come verrà discusso più avanti in questo capitolo, la ricerca suggerisce che fattori esterni possono influenzare la qualità degli ovuli migliorando di molto o compromettendo il loro potenziale di produrre energia nei momenti critici, energia che fornisce il carburante per la corretta elaborazione dei cromosomi.

L'esempio più noto di anomalia cromosomica che si genera nell'ovulo è la sindrome di Down, che diventa molto più comune con l'avanzare dell'età della donna e la diminuzione della qualità degli ovuli. Nel 95% dei casi, la sindrome di Down è provocata dall'ovulo che fornisce una copia in più del cromosoma 21, tanto che il feto ne ha tre copie invece delle normali due. Per questa ragione, la sindrome di Down viene anche chiamata Trisomia 21.

La sindrome di Down è solo un esempio di anomalia cromosomica, ma è quella più nota perché è una delle poche in cui il feto può arrivare a termine della gravidanza. Anche alcuni bambini con la Trisomia 13 o la Trisomia 18 (una copia in più dei cromosomi 13 o 18) sopravvivono, ma con problemi medici che li mettono in pericolo di vita. Una copia aggiuntiva di qualsiasi altro cromosoma evita che l'embrione si sviluppi oltre i primi giorni o settimane, oppure causa un aborto spontaneo. È per questo che sentiamo di rado di errori che coinvolgano altri cromosomi, anche se sono molto comuni.

Anche se avere una copia in più di un cromosoma è l'anomalia più frequente, ci possono essere anche cromosomi mancanti o errori più complessi, ma sono casi rari.

Un ovulo con un numero errato di cromosomi si chiama "aneuploide". Un embrione creato da un ovulo aneuploide sarà anch'esso aneuploide, e avrà una probabilità molto bassa di impiantarsi con successo nell'utero. Anche quando gli embrioni aneuploidi sono in grado di progredire in una gravidanza, in quasi tutti i casi si ha un aborto spontaneo.

Nelle donne oltre i 40 anni, più della metà degli ovuli hanno anomalie cromosomiche. In effetti, da alcune misure fatte, la percentuale di anomalie nelle donne oltre i 40 arriva al 70-80%. Studiando le anomalie cromosomiche negli ovuli vediamo un aumento esponenziale dei problemi di fertilità con l'età, a partire dai 35 anni in su, ma la qualità degli ovuli ha un impatto a tutte le età, e gli errori cromosomici nelle donne più giovani sono molto più comuni di quanto ci si possa aspettare.

Anche nelle donne sotto i 35, fino a un quarto degli ovuli sono in media aneuploidi. Questo significa che se siete donne giovani e in salute senza alcun problema di fertilità, avrete comunque molti cicli di ovulazione con una probabilità di concepimento bassa. Se l'ovulo ovulato in un determinato mese ha un'anomalia cromosomica e non può sostenere una gravidanza, usare dei kit e dei grafici per trovare i giorni fertili non ha alcun effetto; probabilmente non sarete in grado di concepire fino al prossimo ciclo in cui l'ovulo sarà buono.

Il drammatico impatto delle anomalie cromosomiche sulle possibilità di concepire e portare a termine la gravidanza è molto evidente nel contesto della fecondazione in vitro: se questo fattore viene escluso dall'equazione, la percentuale di successo si alza in modo notevole, e ce ne accorgiamo dalle informazioni date da un nuovo approccio alla fecondazione in vitro nel quale gli embrioni vengono prima analizzati alla ricerca di anomalie in tutti i cromosomi e solo quelli normali vengono trasferiti.

È un approccio molto diverso dalla misura tradizionale della "qualità dell'embrione" nel contesto della fecondazione in vitro, che è basata sulla velocità di crescita e sull'aspetto complessivo. Un embrione che cresce lentamente con cellule che sembrano irregolari è probabile che non porti a una gravidanza, ma è diventato chiaro negli ultimi anni che la valutazione della qualità dell'embrione basata sull'aspetto, o sulla "morfologia" non è una garanzia. Invece, è molto più importante fare degli screening per gli embrioni che abbiano cromosomi normali.

Quando nel 2010 è stato introdotto lo screening completo dei cromosomi per le pazienti con prognosi di basso livello in una delle principali cliniche per la fecondazione in vitro, la differenza è stata notevolissima. Invece del solito 13% di embrioni trasferiti che si impiantavano con successo in pazienti di 41 o 42 anni, la selezione di embrioni normali dal punto di vista dei cromosomi ha portato la percentuale al 38%. Come risultato, la percentuale di donne di questa età che hanno completato un ciclo di fecondazione in vitro portando a casa un bambino è *raddoppiata*.

Il pioniere della tecnica di screening dei cromosomi per identificare i migliori embrioni è stato il dott. William Schoolcraft, uno specialista della fertilità molto considerato negli Stati Uniti, autore di diversi studi che hanno mostrato il successo di questo approccio.

Gli studi del dott. Schoolcraft includono molti esempi di singole pazienti che sono state in grado di concepire solo dopo che sono stati scelti per il trasferimento embrioni normali dal punto di vista dei cromosomi. Una paziente menzionata nel suo studio del 2009 era una donna di 37 anni che aveva passato 6 cicli di fecondazione in vitro nei quali gli embrioni trasferiti non si erano impiantati. Ha poi iniziato un settimo ciclo, stavolta con lo screening cromosomico su 10 dei suoi embrioni e, di quei 10, 7 erano stati evidenziati come anomali dal punto di vista dei cromosomi. Se lo screening non fosse stato effettuato, e gli embrioni fossero stati scelti solo dal punto di vista morfologico, ci sarebbe stata un'alta probabilità di fallimento dell'impianto o di aborto spontaneo. Invece di prendersi questo rischio, il medico ha trasferito i tre embrioni normali dal punto di vista dei cromosomi, e la donna è rimasta incinta di gemelli.

Un'altra paziente di uno studio del dott. Schoolcraft era una donna di 33 anni che aveva avuto sei aborti spontanei. Nel successivo ciclo di fecondazione in vitro, lo screening dei cromosomi ha rivelato che degli 11 embrioni, 8 avevano problemi nei cromosomi. Senza lo screening c'era una buona probabilità di trasferire uno degli 8 embrioni anomali, e quindi di non risultare in una gravidanza o di avere un settimo aborto. Invece, i medici sono stati in grado di selezionare due embrioni normali dal punto di vista dei cromosomi, e anche questa paziente ha dato alla luce dei gemelli.

A volte lo screening dei cromosomi rivela quanto sia alta la percentuale di insuccesso per la gravidanza; è evidente nell'esempio che il dott. Schoolcraft porta di una donna di 41 anni che, dopo lo screening, è stata in grado di concepire il singolo embrione normale degli 8 che aveva, dandole il potenziale per una gravidanza vitale.

Anche se lo screening dei cromosomi è un miglioramento molto significativo, non è la cura per tutti i mali; uno dei suoi problemi principali è che si può trovare che nessuno degli embrioni creati in un ciclo di fecondazione in vitro sia normale dal punto di vista dei cromosomi, e quindi non ci sono embrioni buoni da trasferire. Questo è accaduto a circa un terzo delle pazienti di uno studio, cosa che dimostra che la qualità degli ovuli è ancora un fattore che limita la possibilità di gravidanza, anche con i nuovi metodi di screening.

In ogni caso, lo screening dei cromosomi ha un grosso potenziale e mostra l'impatto drammatico della qualità degli ovuli e degli embrioni sulle percentuali di gravidanza. Cosa interessante, questo impatto non è limitato alle pazienti con "prognosi di basso livello". Un gruppo in Giappone ha studiato quanto si poteva migliorare la percentuale di gravidanze nei cicli di fecondazione in vitro scegliendo di trasferire solo embrioni normali dal punto di vista dei cromosomi, ma stavolta analizzando donne sotto i 35 anni con buone prognosi e senza una storia di aborti spontanei. Nel gruppo di controllo, in cui gli embrioni sono stati scelti solo per la loro morfologia, il 41% delle pazienti è rimasta incinta per ogni ciclo di fecondazione in vitro, portando avanti la gravidanza per almeno 20 settimane. Nel gruppo in cui gli embrioni sono stati scelti con lo screening dei cromosomi, questa percentuale è salita al 69%. Anche le percentuali di aborto sono state molto diverse: del 9% nel gruppo di controllo e solo del 2.6% nel gruppo sottoposto a screening.

La lezione che possiamo imparare dai risultati positivi dello screening dei cromosomi è che avere un embrione normale ha un impatto molto positivo sulla possibilità di una gravidanza, non importa quale sia la tecnica usata per concepire. Anche se state cercando di concepire in modo naturale, la possibilità di restare incinte e portare a termine la gravidanza è determinata in gran parte dalla qualità degli ovuli. Per fortuna, quest'ultima non è predeterminata del tutto dall'età né fissa nel tempo, ma può cambiare.

C'è infatti una variazione molto forte nelle percentuali di anomalie cromosomiche tra diverse donne della stessa età; una donna di 35 anni può ovulare pochissimi ovuli normali in un determinato periodo di tempo, mentre un'altra della stessa età può averli tutti normali. Questo è stato mostrato in uno studio su pazienti sottoposte alla fecondazione in vitro in Germania e Italia, nel quale si è evidenziato che in donne della stessa età la percentuale di ovuli normali dal punto di vista cromosomico variava di molto. Anche il numero di ovuli normali variava in modo significativo nel tempo per ciascun soggetto, cosa che è stata mostrata dalla differenza significativa nella proporzione di ovuli normali tra due cicli consecutivi di fecondazione in vitro. I ricercatori hanno descritto la variazione nel tempo e tra diverse donne come casuale e impredicibile, ma solo perché non hanno collegato la loro ricerca a molti altri studi che hanno dimostrato influenze specifiche sulle percentuali di anomalie cromosomiche. L'affascinante ricerca discussa nel resto di questo libro stabilisce che questa variabilità non è solo casuale, ma al contrario, su di essa influiscono molti fattori esterni.

Moltissimi studi clinici hanno dimostrato che evitando determinate tossine e aggiungendo integratori specifici si può aumentare la percentuale di ovuli che possono svilupparsi in un embrione di buona qualità, aumentare la percentuale di embrioni che si impiantano nell'utero e ridurre il rischio di aborti spontanei precoci. C'è una forte evidenza scientifica che alcuni di questi miglioramenti sono dovuti a una riduzione della percentuale di ovuli con anomalie cromosomiche, confermando il fatto che la qualità degli ovuli è un fattore che abbiamo la possibilità di cambiare.

Perché gli ovuli hanno "anomalie cromosomiche"?

Il processo di produzione degli ovuli è molto lungo e soggetto a errori. Lo sviluppo di ogni ovulo comincia prima della nascita della donna, nelle ovaie che si formano nel primo trimestre della gravidanza. Una bambina nasce con tutti gli ovuli che avrà mai, e ciascuno di essi resta in uno stato di animazione sospesa fino a qualche mese prima dell'ovulazione.

Circa quattro mesi prima dell'ovulazione, un piccolo insieme di ovociti, o cellule uovo, cioè di ovuli immaturi, comincia a crescere, e anche se la maggior parte muore in modo naturale, uno di essi viene scelto per arrivare a maturazione. L'ovulo cresciuto completa l'ovulazione, fa scoppiare il follicolo che lo contiene e viaggia giù per le tube di Falloppio, pronto a essere fecondato.

Durante i vari decenni che si hanno tra lo sviluppo iniziale degli ovociti e l'ovulazione, le cellule uovo hanno molte opportunità per subire danni come parte del normale invecchiamento. La credenza tradizionale è che quando la donna arriva ai 40 anni, le sue uova abbiano già accumulato anomalie cromosomiche, e non si possa fare niente per cambiare questa situazione. In realtà, questo non è scientificamente corretto, perché la maggior parte degli errori cromosomici avvengono poco prima dell'ovulazione, negli ultimi stadi di un processo che si chiama "meiosi".

Un ovulo si ritrova con un numero sbagliato di cromosomi quando la meiosi non agisce come dovrebbe. La meiosi consiste nell'allineare con attenzione delle copie dei cromosomi lungo il centro dell'uovo, poi tirandone un insieme da ogni lato dell'uovo con una rete di microscopici tubuli. Un insieme di cromosomi viene quindi spinto fuori dall'uovo in quello che prende il nome di "globulo polare". Un uovo che si sta sviluppando lo fa due volte: inizia con quattro copie di ciascun cromosoma e, se il processo va a buon fine, finisce con una copia sola di ciascun cromosoma.

Se questo processo ha dei problemi in una delle sue fasi, il risultato finale è la mancanza di un cromosoma o un cromosoma doppio. Anche se il primo turno di meiosi comincia prima della nascita della bambina, la maggior parte dell'attività di elaborazione dei cromosomi avviene nei mesi subito precedenti all'ovulazione.

La cosa critica da notare, e un punto di cui molti medici

delle cliniche di fertilità non sono consapevoli, è che la maggior parte delle anomalie cromosomiche negli ovuli non si accumulano in modo graduale nei 30 o 40 anni da ovocita, ma invece accadono nei pochi mesi prima dell'ovulazione. In altre parole, l'età non provoca in modo diretto le anomalie nei cromosomi, ma crea delle condizioni che predispongono l'ovocita a maturare in modo non corretto poco prima dell'ovulazione.

Questo significa che, cambiando quelle condizioni prima dell'ovulazione, si possono aumentare le possibilità che un ovulo maturi con il numero corretto di cromosomi. In breve, potete influenzare la qualità degli ovuli che ovulerete tra un paio di mesi, perché forse i problemi nei cromosomi ancora non si sono verificati.

Questo porta a un problema fondamentale: come può un ovulo essere predisposto a maturare con un numero non corretto di cromosomi, e cosa potete fare a riguardo? Ogni capitolo di questo libro affronta aspetti diversi di questa questione, ma il tema comune è l'energia.

Produzione di energia negli ovuli

Ci vuole un'enorme quantità di energia perché l'ovulo elabori i cromosomi in modo corretto e faccia tutto il resto del lavoro necessario per arrivare a maturazione. Le strutture che producono energia dentro agli ovuli cambiano in modo significativo con l'età e in risposta ai nutrienti e ad altri fattori esterni. Tali strutture, dette "mitocondri", si trovano in quasi tutte le cellule del corpo, e agiscono come minuscole centrali elettriche, trasformando varie fonti in energia che la cellula possa usare, sotto forma di ATP.

L'ATP è, quasi letteralmente, l'energia della vita: muove i muscoli, fa funzionare gli enzimi e dà potenza agli impulsi nervosi. Quasi tutti i processi biologici dipendono da esso, ed è la forma principale di energia usata dagli ovuli. Un ovulo in crescita ha bisogno di molto ATP e ha numerosi mitocondri. In effetti, ciascun ovulo ha più di quindicimila mitocondri, oltre dieci volte di più di qualsiasi altra cellula del corpo. Anche le cellule follicolari che circondano gli ovuli contengono molti mitocondri e forniscono altro ATP all'ovulo, ma questi mitocondri devono essere in buone condizioni per poter produrre sufficiente energia.

Nel tempo e in risposta allo stress ossidativo (trattato nel capitolo 6), i mitocondri si danneggiano e diminuiscono la loro capacità di produrre energia. Senza sufficiente energia, lo sviluppo dell'ovulo e quello dell'embrione possono avere problemi o fermarsi del tutto. Come spiegato dal dott. Robert Casper, un importante specialista canadese di fertilità: "il sistema riproduttivo di una femmina in età avanzata è come una torcia elettrica dimenticata sul ripiano più alto di uno scaffale: quando la si trova qualche anno dopo e si cerca di accenderla, non funziona, non perché ci sia qualcosa di rotto, ma perché le batterie al suo interno si sono scaricate."

Una sempre crescente quantità di prove suggerisce che la capacità di un ovulo di produrre energia quando necessario è un fattore importantissimo perché questo possa maturare con il numero corretto di cromosomi, ed è anche vitale per il potenziale dell'embrione di sopravvivere alla prima settimana e quindi impiantarsi in modo corretto.

I mitocondri che non funzionino correttamente possono

essere una delle ragioni più importanti del fatto che gli ovuli di alcune donne siano più soggetti ad anomalie cromosomiche o a non avere potenziale per diventare un embrione vitale. Ciò che si può fare per aiutare a "ricaricare" i mitocondri è l'oggetto di diversi capitoli più avanti in questo libro, ma prima dobbiamo comprendere un altro motivo degli errori nei cromosomi degli ovuli in sviluppo: la tossina BPA.

CAPITOLO 2

I pericoli del BPA

"La frase più emozionante da sentire nella scienza, quella che annuncia le più grandi scoperte, non è 'Eureka!' (trovato!) ma 'Strano...'"
— Isaac Asimov

SE VOLETE LE migliori possibilità di restare incinte e di far nascere un bambino sano, uno dei primi passi da fare dovrebbe essere ridurre la vostra esposizione a specifiche tossine che possono avere effetti negativi sulla fertilità. Questo argomento è stato per molto tempo tralasciato nei libri tradizionali sulla fertilità e negli uffici dei medici, ma è estremamente importante se state cercando di concepire.

Una tossina per cui è stata provata la dannosità per la qualità degli ovuli e per la fertilità è il BPA, che sta per bisfenolo A. Questa sostanza chimica è ancora utilizzata molto di frequente in vari tipi di oggetti, dai contenitori di plastica per alimenti agli scontrini, nonostante già da anni l'opinione pubblica sia informata dei suoi potenziali problemi per la salute.

Questo capitolo vi darà gli strumenti necessari per minimizzare l'esposizione al BPA, illustrando come piccoli e semplici cambiamenti possano avere effetti positivi sulla vostra salute e sulla vostra fertilità.

Lo stato dell'arte

Se c'è una sostanza chimica che si merita tutte le notizie negative che circolano a suo proposito, è il BPA. Anche dopo un'intensa attività lobbistica per renderlo illegale a causa dei rischi a cui sottopone la salute dei neonati, dei bambini e degli adulti, c'è un effetto del BPA che non ha ricevuto tanta attenzione quanta si meriterebbe: il rischio a cui sottopone la fertilità. Le ultime ricerche dimostrano che anche quantità minuscole di BPA possono interferire con il sistema ormonale e danneggiare gli ovuli in sviluppo, compromettendo le percentuali di successo nella fecondazione in vitro e aumentando il rischio di aborto spontaneo.

Anche se gran parte della ricerca sul BPA e la fertilità è molto recente, si integra bene con decenni di dimostrazioni sui rischi generali del BPA sulla salute. In effetti, si sa così tanto sui rischi del BPA, e ci sono così tanti prodotti ora a essere etichettati come "BPA-free", che si potrebbe pensare che le aziende abbiano smesso di usare questa pericolosa sostanza chimica, e che quindi il rischio non sia più attuale. Sfortunatamente, ciò non è accaduto, e fino a quando non ci saranno delle leggi a riguardo, sarà responsabilità dei singoli proteggersi contro l'uso del BPA in casa propria; la buona notizia è che si può facilmente ridurre la propria esposizione, una volta che si sa come fare.

Il caso contro il BPA

La storia degli effetti del BPA sulla fertilità comincia con una scoperta casuale, tanto inaspettata che i ricercatori hanno passato anni a verificare i propri risultati prima di pubblicarli. La dott.ssa Patricia Hunt e il suo gruppo di ricerca alla Case Western Reserve University usavano dei topi di laboratorio per studiare lo sviluppo degli ovuli, e nell'agosto 1998 videro una cosa molto inconsueta: un incremento drammatico nel numero di ovuli con anomalie cromosomiche. Nei topi, in genere solo l'1-2% degli ovuli non riescono ad allineare i cromosomi, ma nel laboratorio della dott.ssa Hunt questo specifico problema d'improvviso ebbe un picco, fino a coinvolgere il 40% degli ovuli, insieme con altre importanti aberrazioni cromosomiche. Quando gli ovuli maturavano, la probabilità che avessero un numero non corretto di cromosomi era salita. Come osservò la dott.ssa Hunt: "Ero davvero inorridita, perché abbiamo visto il cambiamento da un giorno all'altro."

I ricercatori cominciarono un'indagine approfondita e alla fine trovarono il colpevole: il BPA aveva cominciato a filtrare dalle gabbie di plastica dei topi e dalle bottiglie dell'acqua dopo che queste erano state lavate con del detergente. Quando le gabbie e le bottiglie danneggiate furono sostituite, la percentuale di ovuli con aberrazioni cromosomiche cominciò a tornare normale. Il gruppo della dott.ssa Hunt non pubblicò questa scoperta per diversi anni, perché le implicazioni per la fertilità umana erano tanto preoccupanti che i ricercatori volevano studiare la questione più a fondo per essere certi di avere ragione. La dott.ssa Hunt ricorda di aver pensato che questa sostanza chimica a cui tutti siamo esposti potesse essere la causa di un aumento degli aborti spontanei e dei difetti di nascita, e questo era molto preoccupante.

Per confermare che il BPA fosse la causa specifica delle anomalie degli ovuli, i ricercatori hanno somministrato dosi controllate di BPA ai topi, ed è successa la stessa cosa. Attraverso una serie di studi durati vari anni, il gruppo di ricerca ha determinato che anche una bassa dose di BPA durante gli stadi finali dello sviluppo degli ovuli è sufficiente per interferire con la meiosi e causare anomalie cromosomiche. I ricercatori hanno commentato che le loro scoperte avevano un'ovvia rilevanza per gli errori cromosomici negli ovuli umani per la straordinaria somiglianza nell'elaborazione dei cromosomi tra le due specie.

Dopo la scoperta della dott.ssa Hunt, altri ricercatori hanno continuato a studiare gli effetti del BPA sulla fertilità e hanno presto trovato le prove che non solo questo è tossico per gli ovuli in via di sviluppo, ma che interferisce anche con gli ormoni che coordinano il sistema riproduttivo.

Negli ultimi 15 anni, un gran numero di studi hanno mostrato che la bassa quantità di BPA a cui siamo esposti tutti i giorni può avere serie implicazioni sulla salute. Gli effetti tossici sospettati sono molto vasti e comprendono diabete, obesità, malattie cardiache e impatto sul cervello e sul sistema nervoso dei neonati che vengono esposti ad esso durante la gravidanza. La dott.ssa Hunt ha confermato: "Tutto il lavoro fatto sul BPA non ha fatto altro che far aumentare le mie preoccupazioni."

Nel 2008 è stato pubblicato uno dei primi studi su larga scala che mostrava gli effetti dell'esposizione al BPA sulla salute pubblica. Il dott. Iain Lang e i suoi colleghi hanno analizzato i dati raccolti dal Centers for Disease Control (CDC) su oltre mille persone e hanno trovato un collegamento tra l'esposizione al BPA e il diabete, le malattie cardiache e la tossicità epatica.

Queste scoperte, che sono state poi confermate da altri studi a larga scala, sono state causa di preoccupazione, perché il BPA ha un uso estremamente diffuso; anche se a questo punto alcune aziende hanno lavorato per escluderlo dai loro prodotti, resta comunque una sostanza molto comune. Alcuni dei prodotti più problematici sono quelli che molti usano giornalmente: contenitori di plastica per il cibo, alimenti e bevande in lattina, scontrini di carta.

Il BPA in genere entra nel nostro corpo quando consumiamo alimenti e bevande che sono stati confezionati o immagazzinati in contenitori che perdono BPA, ma se ne può assorbire una piccola quantità anche dalla pelle, attraverso il contatto con prodotti ricoperti di BPA come gli scontrini fiscali. Nell'uno e nell'altro caso, il BPA si fa strada fino al sangue e si infiltra in vari tessuti. Come risultato, se ne trovano livelli misurabili in più del 95% della popolazione degli Stati Uniti. Oltre 20 pubblicazioni sottoposte a peer review hanno riportato una quantità misurabile di BPA nel sangue in diverse popolazioni di tutto il mondo.

Centinaia di studi hanno mostrato che il BPA ha effetti tossici sugli animali agli stessi livelli delle persone che vi sono esposte giornalmente. Anche se il BPA causa una vasta gamma di diversi effetti biologici una volta entrato nel sangue, quelli forse più preoccupanti sono quelli che coinvolgono il sistema ormonale. È stato scoperto che il BPA interferisce in modo consistente con l'attività degli estrogeni, del testosterone e degli ormoni della tiroide. A causa di queste interferenze con il sistema endocrino, si dice che il BPA è un "interferente endocrino".

Non c'è da stupirsi che il BPA interferisca con il sistema ormonale, perché è da molto tempo che è noto che simula l'attività estrogena. Inizialmente è stato identificato come estrogeno sintetico nel 1936, quando le aziende farmaceutiche erano alla ricerca di un farmaco che potesse essere usato nel trattamento ormonale, ma poco tempo più tardi furono identificate delle sostanze chimiche più forti, quindi il BPA fu rapidamente abbandonato per quegli scopi. In realtà, non è debole come si pensava al tempo.

Il BPA veniva considerato un "estrogeno debole" perché si lega al tradizionale recettore degli estrogeni con una forza circa 10mila volte minore dell'estrogeno stesso. Ora però sappiamo che l'estrogeno funziona attraverso un gran numero di diversi recettori e percorsi, e il BPA si lega ad alcuni di questi con effetti biologici di potenza equivalente a quella dell'estrogeno. Come risultato di queste scoperte, il BPA non può più essere considerato un interferente endocrino "debole". I sistemi ormonali sono fatti per regolare le funzioni biologiche attraverso il corpo in modo così preciso che anche una piccola quantità di una sostanza chimica come il BPA può causare grossi problemi.

Le aziende possono ancora usare il BPA?

In risposta all'enorme volume di ricerche sui pericoli del BPA, c'è stata una forte pressione sociale sulle agenzie statali perché ne vietassero l'uso, ma nella maggior parte delle giurisdizioni è stato fatto molto poco. I governi che hanno vietato l'uso del BPA in genere l'hanno fatto per oggetti specifici quali i biberon; è una buona partenza, perché i neonati sono particolarmente vulnerabili, ma non è abbastanza.

La dott.ssa Hunt ha commentato: "Che diavolo ci fa questa cosa nei prodotti di consumo, soprattutto quelli che devono contenere cibo e bevande, se si sa che è un estrogeno sintetico? Questa cosa mi fa impazzire." È opinione diffusa tra i ricercatori che il BPA sia causa di diversi pericoli per la salute. Non possiamo venire rassicurati dal fatto che la posizione ufficiale dei governi è che non sia dannoso. Spesso per i governi sono necessari tempi molto lunghi per rendersi conto che determinate sostanze sono dannose e per proibirne l'uso, come si è visto nelle battaglie, durate decenni, sul piombo, i PCB e l'amianto, anche davanti a chiare prove della loro dannosità.

Invece di aspettare l'azione dei governi, potete scegliere da soli se essere più cauti del normale e agire per evitare l'esposizione al BPA. Farlo è particolarmente importante se volete concepire, perché ci sono evidenti prove scientifiche che è una minaccia per la fertilità ed è tossico per lo sviluppo del nascituro durante la gravidanza.

Gli effetti del BPA sulla fertilità

Un paio di anni dopo l'esperimento della dott.ssa Hunt che ha mostrato per caso gli effetti del BPA sui topi di laboratorio, sono cominciate a venire fuori prove dei suoi effetti negativi anche sulla fertilità umana. Ora sappiamo che donne con alti livelli di BPA nel sistema durante un ciclo di fecondazione in vitro finiscono per avere meno embrioni da trasferire e hanno una minore probabilità di restare incinte.

Uno dei primi studi che accennano a questa possibilità, pubblicato nel 2008, mostrava una correlazione preoccupante: i livelli di BPA erano più alti nelle donne che non erano riuscite ad avere una gravidanza dopo la fecondazione in vitro se paragonate con quelle che avevano avuto successo. Questo studio era preoccupante, ma solo nel 2011 e nel 2012 furono pubblicate delle ricerche che stabilivano in modo stringente che chiunque avesse problemi di fertilità dovesse pensare a limitare la propria esposizione al BPA.

Nel 2011, un gruppo di ricercatori e di specialisti della fertilità studiarono il collegamento tra il BPA e i risultati della fecondazione in vitro in un gruppo di 58 donne sottoposte a un ciclo di fecondazione in vitro all'Università della California, nel Centro per la Salute Riproduttiva di San Francisco. La loro scoperta fu che gli ovuli estratti dalle donne con livelli più alti di BPA avevano una minore probabilità di venire fecondati. Questa scoperta suggerisce in modo forte che l'esposizione al BPA riduce la qualità degli ovuli, cosa che ha implicazioni non solo per chi è sottoposto a fecondazione in vitro, ma per tutte le donne che cercano di concepire.

Questi effetti dannosi del BPA iniziano anche prima dello stadio di fecondazione; un altro studio dello stesso anno ha scoperto che il BPA ha un'influenza negativa sulla risposta ovarica ai farmaci di stimolazione per la fecondazione in vitro. In questo studio, si è riscontrato che alle donne con livelli più alti di BPA venivano estratti meno ovuli e avevano livelli di estrogeno minori. In pratica, questa ricerca indica che il BPA sembra danneggiare lo sviluppo degli ovuli e, se un ciclo di fecondazione in vitro fallisce per un numero di ovuli troppo basso, il BPA potrebbe essere uno dei fattori che contribuisce al problema.

La scoperta che il BPA potesse compromettere i cicli di fecondazione in vitro è stata confermata nel 2012 dai ricercatori della Harvard School of Public Health. In un vasto studio su 174 donne sottoposte a fecondazione in vitro al Centro di Fertilità del Massachusetts General Hospital di Boston, i ricercatori hanno scoperto che le donne con livelli più alti di BPA producevano meno ovuli, avevano livelli di estrogeni più bassi e una percentuale di fecondazione minore. Le donne con livelli di BPA sopra la media avevano anche meno ovuli di cinque giorni disponibili ad essere trasferiti. Per alcune donne, questa diminuzione del numero degli embrioni ha significato non poter restare incinte e dover ricominciare da capo il processo di fecondazione in vitro.

Gli stessi ricercatori di Harvard hanno scoperto anche che l'impatto del BPA non finisce con il numero di ovuli ed embrioni formati, ma hanno dimostrato un collegamento tra la concentrazione di BPA nelle donne e il fatto che gli embrioni non riuscissero a impiantarsi e quindi non portassero a una gravidanza.

Il concetto di fallimento nell'impianto è stato discusso in dettaglio nel Capitolo 1. In breve, sia nel concepimento naturale che nella fecondazione in vitro, solo una piccola parte degli embrioni riescono a impiantarsi e a portare a una gravidanza vitale. Il fallimento nell'impianto è una delle cause principali del fallimento dei cicli di fecondazione in vitro.

I ricercatori di Harvard hanno scoperto che la probabilità di fallimento nell'impianto cresce con l'aumento del BPA nelle urine. La differenza nella percentuale di impianto tra le donne con livelli alti e bassi di BPA era enorme: il 25% delle donne con l'esposizione più alta al BPA aveva una probabilità quasi due volte più alta di avere un fallimento nell'impianto, se paragonate con il 25% delle donne con i livelli di BPA più bassi.

I ricercatori hanno osservato anche che il BPA ha un impatto maggiore sulla percentuale di impianto in determinati gruppi di donne; nello specifico, quelle che avevano una riserva ovarica scarsa (cosa che diventa comune con l'avanzare dell'età) sembravano essere più sensibili ai suoi effetti.

I ricercatori di Harvard hanno teorizzato che il BPA non solo diminuisca la qualità degli ovuli, ma interferisca con l'ambiente dell'utero in modo da ridurre la possibilità di impianto per gli embrioni. Questa diminuzione nella "ricettività uterina" era stata già osservata in animali esposti al BPA, ma ancora non è stata compresa a fondo nell'uomo. Uno dei modi in cui ora si crede che il BPA diminuisca la probabilità di impianto è una qualche interferenza con i segnali degli ormoni nelle cellule che rivestono l'utero.

Inoltre, ci sono alcune prove limitate che il BPA possa avere un impatto negativo sulle percentuali di aborti spontanei. In un piccolo studio giapponese, a 45 donne con una storia di 3 o più aborti spontanei nel primo trimestre di gravidanza sono stati misurati i livelli di BPA e paragonati con quelli di 32 donne sane senza problemi di fertilità. I ricercatori hanno scoperto che i livelli di BPA medi nelle donne con aborti ricorrenti era circa *tre volte* più alto che in quelle del gruppo di controllo.

In un altro studio recente, il BPA è stato di nuovo preso in considerazione come fattore di rischio di aborto. I ricercatori hanno misurato i livelli di BPA in 114 donne appena rimaste incinte e che avevano tutte avuto problemi nel farlo, o avevano avuto una storia di aborti spontanei. I ricercatori hanno suddiviso le donne in quattro gruppi a seconda dei loro livelli di BPA e hanno potuto correlare la quantità di BPA nel siero sanguigno con il rischio di aborto. Le donne nel quartile con livelli più alti avevano un rischio di aborto più alto dell'80% rispetto alle donne nel quartile con livelli più bassi.

Oltre questi studi iniziali, si sa molto poco sull'impatto del BPA sugli aborti, ma un rischio maggiore sarebbe coerente con gli studi che dimostrano l'influsso negativo del BPA sulle percentuali di fecondazione e impianto nelle donne sottoposte a fecondazione in vitro, perché sappiamo che alla base di tutti e tre gli effetti c'è la qualità degli ovuli. In particolare, solo un ovulo con cromosomi normali ha una buona possibilità di venire fecondato, impiantato e di portare a termine una gravidanza, mentre uno con anomalie cromosomiche è meno probabile che superi ciascuno stadio e ha una probabilità più alta di aborto.

Se il BPA dovesse causare anomalie cromosomiche negli ovuli, ci aspetteremmo di vedere percentuali minori di fecondazione, sopravvivenza dell'embrione e impianto, e un rischio più alto di aborto precoce, che è esattamente ciò che è stato osservato. Ci sono anche prove dirette molto forti che l'esposizione al BPA durante la finestra critica di sviluppo dell'ovulo causi anomalie cromosomiche.

Negli anni successivi alla scoperta accidentale della dott.ssa Hunt che il BPA causa anomalie cromosomiche negli ovuli di topo, altre ricerche sugli animali hanno cominciato a rivelare esattamente come e quando ciò avviene.

Nel 2008, la dott.ssa Sandy Lenie ha scoperto che una dose bassa di BPA somministrata in modo continuo durante la maturazione degli ovuli causa il doppio di anomalie cromosomiche rispetto a ovuli che non sono stati esposti al BPA. Queste anomalie in gran parte erano dovute a cromosomi disallineati; i cromosomi erano sparsi per tutto l'ovulo, invece che essere disposti in modo ordinato cosicché la cellula potesse dividerli in modo corretto.

Un altro studio ha mostrato che l'ultima parte dello sviluppo dell'ovulo è particolarmente sensibile al BPA: è stato scoperto che un livello alto di esposizione ad esso poco prima dell'ovulazione era sufficiente a fermare lo sviluppo di alcune uova e causare anomalie cromosomiche in qualsiasi ovulo che venisse portato a maturazione.

Gli scienziati stanno cominciando ora a capire come il BPA causi questi problemi allo sviluppo degli ovuli: sembra che interferisca con le strutture di tubuli che organizzano e separano i cromosomi. Questi tubuli hanno un ruolo tanto critico nel processo della meiosi che, se non funzionano correttamente, lo sviluppo degli ovuli si ferma o avviene in modo non corretto, portando a gravi anomalie cromosomiche. Numerosi studi suggeriscono che questo è almeno uno dei modi in cui il BPA è tossico per gli ovuli.

Il fatto che il BPA interferisca con lo sviluppo degli ovuli può spiegare molto di ciò che viene visto nei cicli di fecondazione in vitro, ma è probabile che ci sia molto di più, perché i suoi effetti sono molto più diffusi.

È stato stabilito in modo definitivo che il BPA danneggia anche il sistema di ormoni che sono vitali per la fertilità. Gli ormoni sono molecole che trasportano segnali che dicono al corpo cosa deve fare e quando. L'attività del sistema riproduttivo è orchestrata in modo attento dalla precisa concentrazione di diversi ormoni, e dal cambiamento nei loro livelli nel tempo.

Forse uno degli ormoni più importanti nella fertilità femminile è l'estrogeno, che ha molti compiti nelle ovaie, nell'utero, nel cervello e in altre parti del corpo; ad esempio, stimola la crescita dei follicoli ovarici, e questo è importante perché ogni follicolo in sviluppo contiene un ovulo, e quando il follicolo cresce e matura, la stessa cosa fa l'ovulo al suo interno. Senza livelli sufficienti di ormoni che stimolino il follicolo a crescere, l'ovulo può interrompere la sua maturazione.

Il BPA diminuisce la produzione di estrogeno nelle ovaie. Nel 2013 è stato scoperto che probabilmente questo effetto si ha per danneggiamento della produzione di proteine che aiutano la produzione dell'estrogeno. Molti altri studi hanno mostrato che il BPA altera la produzione degli ormoni nelle cellule dei follicoli ovarici, e sembra che abbia effetti negativi sulla fertilità anche bloccando la capacità dell'estrogeno di legarsi ai suoi recettori. In breve, il BPA interferisce in diversi modi con un sistema ormonale controllato in modo preciso.

E non è solo l'estrogeno a subire dei danni; il BPA, infatti, danneggia anche altri sistemi ormonali, come il testosterone, gli ormoni della tiroide e l'insulina, che sono tutti rilevanti per lo sviluppo degli ovuli e la fertilità. Dati questi problemi che crea, non è una sorpresa il fatto che il BPA danneggi la crescita dei follicoli ovarici e aumenti la loro percentuale di morte.

Il BPA e la PCO

Limitare l'esposizione al BPA potrebbe essere utile soprattutto se siete una dei milioni di donne con il diabete, la sindrome dell'ovaio policistico (PCO) o entrambi. La PCO è una sindrome molto comune che provoca problemi nell'ovulazione e rende molto più difficile concepire. Un segno identificativo della PCO è che il corpo non risponde all'insulina come dovrebbe: i muscoli e i tessuti diventano molto meno sensibili al messaggio dell'insulina di prendere gli zuccheri dal sangue, cosa che provoca un tasso di zuccheri nel sangue più alto e dei livelli di insulina ugualmente più alti. Questo stato, che si chiama "resistenza all'insulina", è caratteristico anche del diabete.

Le donne con il diabete e/o la PCO hanno una qualità degli ovuli più bassa e difficoltà a restare incinte. Nei successivi capitoli descriveremo le specifiche strategie nella dieta e gli integratori che possono aiutare a migliorare la qualità degli ovuli nel contesto della PCO e del diabete, ma ci sono anche delle buone prove che indicano il BPA come fattore che contribuisce a questa condizione.

Diversi studi hanno mostrato che i livelli di BPA sono significativamente più alti nelle donne con la PCO. I livelli di BPA sono anche associati in maniera forte ai cambiamenti metabolici e ormonali caratteristici della PCO, e le donne con livelli di BPA alti tendono ad avere una maggiore resistenza all'insulina e livelli più alti di insulina e testosterone.

Vasti studi hanno anche dimostrato un forte legame tra i livelli di BPA e il diabete; ad esempio, uno studio in Cina ha mostrato che il 25% di persone con i livelli di BPA più alti avevano una probabilità quasi doppia di essere resistenti all'insulina, rispetto al 25% con i livelli di BPA più bassi.

Questi studi non stabiliscono che il BPA provochi la resistenza all'insulina, né nella PCO né nel diabete, perché potrebbe essere che i tipi di cibi e bevande che causano la resistenza all'insulina siano gli stessi che sono più contaminati dal BPA, ma stanno aumentando le prove che il BPA influisca direttamente sui livelli di insulina nel sangue; sembra che questo avvenga attraverso un'azione diretta sulle cellule del pancreas che rilasciano l'insulina. Il BPA riduce anche la produzione di un altro ormone, l'adiponectina. Livelli bassi di adiponectina sono strettamente legati alla resistenza all'insulina.

Queste scoperte suggeriscono che il BPA possa contribuire ai diffusi problemi di salute associati alla resistenza all'insulina, come la PCO e il diabete, oltre a contribuire ai problemi di fertilità associati a tali condizioni.

Le ultime ricerche quindi forniscono delle ottime ragioni per evitare il BPA se avete la PCO o il diabete e state cercando di concepire. La conclusione, però, è che chiunque cerchi di concepire dovrebbe preoccuparsi dell'esposizione al BPA, perché può danneggiare gli ormoni, contribuire alle anomalie cromosomiche nello sviluppo degli ovuli e diminuire il numero di ovuli e la percentuale di fecondazione per le donne sottoposte a fecondazione in vitro.

Come evitare il BPA

La buona notizia è che c'è molto che si può fare per ridurre l'esposizione al BPA, e una volta fatti alcuni semplici passi, la quantità di BPA nel sistema si riduce velocemente. Il momento più importante per ridurre il BPA nel sistema sono i tre o quattro mesi prima di cercare di concepire, ma non è mai troppo presto per iniziare.

La prima strategia per limitare l'esposizione al BPA è

eliminare la plastica dalla cucina. Il BPA è largamente usato nei contenitori per il cibo, nei piatti e nelle tazze. Quando questa plastica è danneggiata dal contatto con il cibo caldo, dai lavaggi con acqua calda o con detergenti aggressivi o dal calore del microonde, può cominciare a perdere BPA nel cibo o nelle bevande che tocca.

Quando comprate oggetti di plastica, il tipo più importante da evitare è il policarbonato; si tratta di un materiale rigido e durevole, in cui spesso viene indicato il numero 7 all'interno del simbolo con le frecce triangolari che indica la possibilità di riciclare. Il policarbonato viene in genere usato per produrre contenitori di plastica riutilizzabili, mentre le bottiglie di plastica monouso sono fatte di un materiale diverso e in genere non contengono BPA.

Molti prodotti per la cucina ora sono fatti di plastica che non contiene BPA, quindi gettare i contenitori vecchi e passare a questi nuovi prodotti è un passo nella direzione corretta, ma non è ottimale, perché anche la plastica senza BPA può rilasciare sostanze chimiche sconosciute che possono essere altrettanto dannose. Le aziende possono sostituire il BPA con sostanze chimiche simili che possono anch'esse danneggiare il sistema ormonale, e in genere non ci sono requisiti che obbligano a fare test di sicurezza prima dell'uso.

In uno studio recente, gli scienziati hanno testato più di 500 contenitori per il cibo in plastica disponibili in commercio e hanno trovato che quasi tutti i prodotti rilasciavano sostanze chimiche con attività simile all'estrogeno (e quindi con il potenziale di danneggiare la fertilità), anche quelli pubblicizzati come BPA-free. In alcuni casi, prodotti che dichiaravano di non contenere BPA erano ancora peggiori di quelli con il BPA.

I ricercatori hanno anche trovato che i tipi di plastica segnalati come "BPA-free" hanno un'alta probabilità di rilasciare altre sostanze chimiche estrogeniche dopo essere stati danneggiati dall'esposizione alla luce UV, alle microonde o all'umidità ad alte temperature. Come risultato, anche se i vostri oggetti non contengono BPA, l'approccio migliore è lavarli a mano in acqua fredda e non usarli mai con cibi o bevande calde. La lezione che abbiamo imparato dal BPA è che, una volta che la plastica è danneggiata e comincia a perdere sostanze chimiche, può continuare a farlo anche quando viene usata dopo molto tempo. Questo è esattamente ciò che è accaduto ai topi di laboratorio dell'esperimento della dott.ssa Hunt di cui abbiamo parlato prima in questo capitolo.

Invece di passare a plastica senza BPA, un approccio migliore è sostituirla con vetro, legno, acciaio inossidabile o ceramica. Questo potrebbe voler dire rimpiazzare tutte le ciotole, i contenitori ermetici e i misurini, ma sarà un buon investimento per la salute e la fertilità. Una buona cosa con cui iniziare sono i contenitori di vetro, perché ne esistono una vasta gamma di buona qualità e non molto costosi. Quelli di molte marche sono progettati per resistere al calore, al freddo e ai cambiamenti rapidi di temperatura senza rompersi. Questi contenitori di vetro sono anche più durevoli della plastica e non assorbono le macchie o gli odori come fa quest'ultima. Anche se hanno coperchi di plastica, questi sono meno preoccupanti, perché è raro che vengano a contatto diretto con il cibo.

Un altro modo in cui il BPA può arrivare nel vostro cibo

è attraverso i contenitori con cui questo viene consegnato da rosticcerie, pizzerie e altri negozi in cui si acquista cibo da portare a casa. Fate attenzione a non mangiare di frequente cibo caldo che viene consegnato in contenitori di plastica, e cercate alternative migliori. Alcuni studi hanno dimostrato che le persone che mangiano più di frequente fuori casa in media hanno livelli di BPA più alti. Per questa ragione, cercate di preparare più pasti possibili a casa, usando ingredienti freschi.

Un altro passo importante da fare per ridurre la quantità di BPA che si consuma è essere selettivi sui cibi in scatola, perché il BPA viene usato per rivestire le lattine, e da lì passa nel cibo. La quantità di BPA che si trasferisce è spesso particolarmente alta se il cibo è acido, come la frutta e il pomodoro. In Giappone, i produttori usano da anni livelli più bassi di BPA, ma i ricercatori hanno scoperto che il cibo in scatola importato in Giappone ha ancora livelli molto alti. La migliore opzione è passare a ingredienti freschi, secchi, congelati o inscatolati in barattoli di vetro.

Nella maggior parte dei paesi, un'altra fonte molto critica di BPA è la carta termica, usata per gli scontrini e i biglietti; è quindi consigliato manipolarli il meno possibile e lavarsi le mani subito dopo, in particolare prima di mangiare.

Evitare il BPA richiede uno sforzo significativo, ma ne vale la pena perché ha un impatto importante sulla salute riproduttiva. Questo non vuol dire che dobbiate diventarne ossessionate: non è questa l'unica causa dei problemi di fertilità, e risolverli non è così facile, ma ridurre l'esposizione al BPA è una buona strategia che probabilmente sarà d'aiuto, in particolare se al momento ne avete livelli molto alti nel sangue.

Invece di preoccuparvi del BPA di continuo, l'approccio migliore è prendere come abitudini i semplici cambiamenti che fanno la differenza maggiore. Se avete la PCO, avete avuto aborti spontanei ripetuti o vi siete sottoposte a cicli di fecondazione in vitro senza risultato, dovreste stare particolarmente attente, ma altrimenti lo scopo dovrebbe essere solo di riportare sotto la media i livelli di BPA presenti nell'organismo. Questo dovrebbe essere sufficiente, perché sembra che, più che avere livelli estremamente bassi, sia importante non averne di particolarmente alti.

L'esposizione al BPA durante la gravidanza

È interessante notare che il vantaggio di evitare il BPA non termina quando si rimane incinte, ma è anche critico per la salute del bambino. I ricercatori sospettano da lungo tempo che i feti in sviluppo siano particolarmente vulnerabili agli effetti tossici del BPA. È stato dimostrato che il BPA attraversa la placenta attraverso il flusso sanguigno della madre nel bambino, e che durante la gravidanza se ne trova sia nel fluido amniotico che nel feto. In effetti, un feto può essere esposto a livelli molto più alti della madre, perché non riesce a metabolizzare il BPA trasformandolo in componenti non dannosi.

Un gran numero di studi ha suggerito un collegamento tra l'esposizione al BPA durante la gravidanza e una vasta gamma di conseguenze a lungo termine sulla salute, in particolare per lo sviluppo del cervello e del sistema riproduttivo. In uno studio, l'esposizione prenatale è stata associata ad anomalie comportamentali nei bambini. Anche se non conosciamo a fondo i rischi del BPA durante la gravidanza, abituarsi a limitare la propria esposizione a esso ha il doppio vantaggio di proteggere la propria fertilità e insieme il bambino quando doveste restare incinte.

Cosa fare
Piani di base, intermedi e avanzati

- Non è mai troppo presto per ridurre l'esposizione al BPA per aiutare la fertilità.
- Per ridurre l'esposizione:
  › Evitate i cibi in lattina.
  › Sostituite i contenitori di plastica in cucina con il vetro.
  › Fate attenzione quando usate la plastica, anche se dice "BPA-free", lavatela a mano invece che in lavastoviglie e non usatela con cibi e bevande calde, né in microonde.
  › Maneggiate il meno possibile gli scontrini e lavatevi le mani subito dopo.
- È anche importante continuare questi passi per limitare l'esposizione al BPA quando si resta incinta, per proteggere il bambino.

CAPITOLO 3

Ftalati e altre tossine

SFORTUNATAMENTE, IL BPA è solo un esempio dei problemi che gli agenti endocrini possono dare per restare incinte. Un altro tipo di tossine che danneggiano la qualità degli ovuli e la fertilità è un gruppo noto come ftalati.

Gli ftalati sono usati in modo molto diffuso nella plastica morbida, nel vinile, nei prodotti per la pulizia, nello smalto e nei profumi. Come il BPA, queste sostanze possono compromettere l'attività degli ormoni critica per la fertilità. Anche in questo caso, si può prevenire il problema sapendo dove gli ftalati si nascondono in casa vostra e scegliendo alternative più sicure, in modo da aumentare la possibilità di restare incinte e dare alla luce un bambino sano.

Gli ftalati sono dappertutto

Da decenni gli scienziati sanno che gli ftalati possono alterare i livelli e l'attività degli ormoni nel corpo umano; ora sono ufficialmente riconosciuti come tossina per la riproduzione nell'Unione Europea, e di recente anche il governo degli Stati Uniti li ha riconosciuti come agenti endocrini.

Come risultato dei loro noti effetti tossici, in Europa sono vietati nei giocattoli per bambini già dal 1999, e negli Stati Uniti dal 2008. Divieti simili sono attivi anche in Brasile, Canada e Australia. Come la Commissione Europea ha dichiarato nel 1999, "il divieto è inteso a proteggere i più giovani e più vulnerabili. Abbiamo un riscontro scientifico del fatto che gli ftalati siano un serio rischio per la salute."

Ma se sono un serio rischio per la salute, perché non sono stati vietati anche negli altri prodotti? È ormai certo che siano tossici per i neonati e i bambini, ma perché non ne viene considerato il potenziale effetto tossico prima e durante la gravidanza?

Usando le parole di una delle principali ricercatrici del campo, la dott.ssa Shanna Swan: "eliminare gli ftalati dai giocattoli credo sia importante, ma non eviterei di fare lo stesso nei prodotti a cui sono esposte le donne incinte, perché è quello il caso più critico in cui agiscono."

È chiaro che qualsiasi regolamento esista non sta funzionando, perché forme biologicamente attive di ftalati sono state rilevate nel 95% delle donne incinte. Questa scoperta non ci deve sorprendere, dato che sono sostanze usate in modo molto diffuso in tutte le categorie di oggetti, dagli ammorbidenti, ai contenitori per il cibo, ai profumi. Come risultato, si trovano nel sangue della gran maggioranza delle persone sottoposte a test negli Stati Uniti, in Europa e in Asia.

Il fatto che quasi tutte le donne siano esposte agli ftalati durante la gravidanza è davvero preoccupante, perché ci sono forti prove che alti livelli di queste sostanze hanno un impatto negativo sul feto in sviluppo. I probabili effetti degli ftalati sul feto durante la gravidanza sono una ragione sufficiente per cominciare a rimuoverli dalla vostra casa ora, in modo da proteggere il vostro bambino quando resterete incinte. Negli ultimi tempi si stanno anche trovando prove che alti livelli di ftalati possano contribuire alla scarsa qualità degli ovuli e quindi all'infertilità.

Gli ftalati e la fertilità

Ci sono ancora molti aspetti non noti sull'impatto specifico degli ftalati sulla fertilità, quindi si potrebbe pensare che non sia provata l'importanza di limitare l'esposizione a essi se si cerca di concepire, ma non ci sono nemmeno prove che siano sicuri, e i pochi risultati che abbiamo sono molto preoccupanti. Parlando dell'impatto degli ftalati sulla salute e sulla fertilità, l'intera umanità sta partecipando a un grosso esperimento senza nemmeno saperlo.

Le attuali prove dell'impatto degli ftalati sulla fertilità sono basate su un insieme di singoli studi, ciascuno che racconta una piccola parte della storia, invece che sugli studi a vasta scala necessari per provarlo in modo definitivo. Nonostante questo, quando guardata nel complesso, la ricerca attuale crea un'immagine che è motivo di preoccupazione.

La prima prova emersa sul possibile impatto sulla fertilità viene da studi che mostrano che alte dosi di ftalati interferiscono con la fertilità degli animali di laboratorio. In uno dei primi studi, dei ratti a cui venivano somministrate alte dosi di un particolare ftalato hanno smesso di ovulare. La sostanza usata in questo studio, la DEHP, è del tipo più comune che si trova nella plastica morbida o flessibile, quindi questa scoperta è piuttosto preoccupante.

In maniera graduale, i primi risultati sull'impatto di alte dosi negli animali sono stati estesi fino a mostrare che diversi ftalati hanno effetti dannosi sul sistema riproduttivo umano, anche a dosi molto basse. Ci sono state vaste ricerche sugli animali che hanno mostrato cambiamenti biologici che probabilmente accadono anche nell'uomo, cambiamenti che sono negativi se si cerca di avere un bambino.

La maggior parte degli studi sugli effetti negativi degli ftalati si sono concentrati sull'infertilità maschile, come risultato di una ricerca di 20 anni fa che aveva dimostrato un danno testicolare sui ratti maschi appena nati. Questa ricerca sui ratti ha generato vari studi sull'uomo, che hanno prodotto prove significative del fatto che l'esposizione agli ftalati influisce sulla qualità dello sperma, anche a basse dosi.

Anche se gli ftalati possono danneggiare lo sperma in molti modi, le prove principali indicano che ne riducono la qualità alterando i livelli di ormoni e causando stress ossidativo. Anche se al centro dell'attenzione per quanto riguarda la ricerca sugli ftalati c'è la qualità dello sperma e la fertilità femminile non è stata molto considerata, le ultime ricerche ora indicano che gli ftalati danneggiano lo sviluppo delle uova all'incirca nello stesso modo.

Cosa succede agli ovuli esposti agli ftalati?

Che stiate provando a concepire in modo naturale o con la fecondazione in vitro, la capacità dei follicoli ovarici di crescere e dell'uovo al suo interno di maturare in modo corretto è critica per la fertilità. In un normale ciclo di ovulazione, arriva a maturazione un solo follicolo e l'uovo che si trova al suo interno ne esce al momento dell'ovulazione. In un ciclo di fecondazione in vitro che ha successo, i farmaci stimolano una dozzina o più di ovuli a maturarsi tutti insieme.

Sfortunatamente, i ricercatori hanno trovato che gli ftalati hanno una significativa interferenza con la crescita dei follicoli ovarici in una varietà di animali. Parte della ragione per cui questo accade è che essi diminuiscono la produzione di estrogeno nei follicoli, e l'estrogeno è uno dei fattori principali della crescita dei follicoli e dello sviluppo degli ovuli, sia negli animali che nell'uomo.

La capacità degli ftalati di diminuire anche la produzione di estrogeno nelle cellule follicolari umane è stata rilevata per la prima volta da ricercatori tedeschi che hanno studiato le cellule che circondano ciascun ovulo estratto da donne sottoposte a fecondazione in vitro. Gli ovuli ottenuti nei cicli di fecondazione in vitro sono troppo preziosi per poterci fare esperimenti, ma sono circondati da un livello di cellule che non sono necessarie per il resto del ciclo. I ricercatori hanno fatto crescere queste cellule in laboratorio, con varie concentrazioni di uno ftalato, il MEHP, un composto prodotto nel corpo dopo l'esposizione al DEHP, lo ftalato che si trova ovunque nella plastica. Hanno scoperto che, anche a dosi basse, l'esposizione a questa sostanza sopprime la produzione di estrogeno da parte delle cellule follicolari, cosa che ci si aspetta avvenga anche con la crescita del follicolo stesso.

Studi di laboratorio hanno dimostrato anche che l'esposizione agli ftalati durante la maturazione interferisce in modo drastico con lo sviluppo dell'ovulo e con la sua capacità di fecondarsi. Altri studi hanno dimostrato che l'impatto degli ftalati sullo sviluppo degli ovuli è almeno in parte dovuto a una riduzione nell'attività dei geni. In particolare, gli ftalati sembrano influire sui geni che governano la meiosi e la divisione delle cellule, necessari per lo sviluppo degli ovuli.

L'effetto degli ftalati non termina con la compromissione della maturazione degli ovuli, ma può influire anche sul critico passo successivo prima della gravidanza, la sopravvivenza dell'embrione. Questo è uno stadio del concepimento a cui in genere non si pensa molto, a meno che non si passi per un ciclo di fecondazione in vitro in cui gli embrioni fecondati non superano i cinque giorni. Sfortunatamente questo non è raro, e in un tipico ciclo di fecondazione in vitro, molti embrioni non sopravvivono e non possono essere trasferiti nell'utero. La sopravvivenza dell'embrione è critica anche quando si cerca di concepire in modo naturale.

Quando gli ovuli degli animali e i loro embrioni sono stati esposti agli ftalati in laboratorio, c'è stato un chiaro effetto negativo sulla loro sopravvivenza. Meno embrioni sono sopravvissuti allo stato di blastocisti, e ad alte dosi non ne è sopravvissuto nessuno, ma questa ricerca è molto preliminare, e non sappiamo ancora se la stessa cosa avvenga nella donna alle dosi a cui siamo esposti nella vita di tutti i giorni.

Quello che sappiamo è che gli ftalati causano un altro specifico effetto biologico nell'uomo, che è molto preoccupante per la fertilità: in particolare, diversi studi sulla popolazione umana hanno mostrato un collegamento tra l'esposizione agli ftalati e un aumento del livello dello stress ossidativo nel corpo.

Si ha stress ossidativo quando una cellula produce più molecole di ossigeno reattivo (comunemente note come radicali liberi o ossidanti) di quante ne possa gestire. Gli antiossidanti all'interno della cellula normalmente tengono sotto controllo queste molecole reattive, ma se non ci riescono, esse possono danneggiare la cellula. Questo stato si chiama stress ossidativo.

Lo stress ossidativo può far morire i follicoli ovarici ed è stato collegato alla diminuzione della fertilità con l'età, all'endometriosi e all'infertilità inspiegata. Alcuni studi hanno mostrato che l'esposizione agli ftalati può essere un fattore dello stress ossidativo negli ovuli in sviluppo, e quindi portare all'infertilità.

Nel più grande studio sull'uomo sugli ftalati e lo stress ossidativo, che ha esaminato dati da circa diecimila persone negli Stati Uniti, raccolti in oltre otto anni, i ricercatori hanno trovato che le persone con livelli più alti di diversi ftalati tendono ad avere livelli più alti di infiammazione e stress ossidativo.

Questo tipo di studio su una popolazione estesa può solo stabilire un collegamento, non una relazione di causa ed effetto, ma è qui che sono utili gli studi sugli animali, che mostrano a livello molecolare che gli ftalati causano stress ossidativo in molti tipi di cellule, compresi gli ovuli.

Gli scienziati hanno trovato che la causa di questo problema è l'interferenza con gli enzimi antiossidanti, che difendono le cellule dal danno degli agenti ossidanti.

Studi iniziali hanno scoperto che uno specifico ftalato, il DEHP, altera l'attività degli enzimi antiossidanti nel fegato e nelle cellule che producono lo sperma, provocando stress ossidativo. Nel 2011 si è visto che la stessa cosa accade anche negli ovuli in sviluppo, e quindi che lo stress ossidativo può essere responsabile almeno di una parte del danno causato dagli ftalati. In altre parole, gli ftalati possono indebolire il sistema di difesa antiossidante naturale degli ovuli.

Nel 2016 è stato alla fine confermato che, come implicato da tutti questi studi, gli ftalati possono avere un'influenza negativa sul risultato della fecondazione in vitro. In uno studio di ricercatori di Harward che coinvolgeva 250 donne sottoposte alla fecondazione in vitro, è stato scoperto che a quelle con livelli più alti di DEHP venivano estratti meno ovuli e avevano una probabilità molto più bassa di restare incinte. Se paragonate con le donne con i livelli di ftalati più bassi, quelle con i livelli più alti avevano una probabilità del 20% minore di dare alla luce un bambino.

Inoltre, l'esposizione agli ftalati è stata associata a un rischio maggiore di endometriosi. L'endometriosi è una condizione poco nota in cui le cellule del rivestimento dell'utero si fanno strada in altri posti della pelvi, causando dolore e diminuzione della fertilità.

Anche se non è ancora noto quali siano le cause di questa condizione, i ricercatori sospettano che l'esposizione agli ftalati possa esserne una, dato che la gran parte degli studi che esaminano questo problema ha mostrato livelli significativamente più alti di ftalati nelle donne con l'endometriosi rispetto a quelle che non ne sono affette. In uno degli studi più grandi fatti sinora, i ricercatori del National Institutes of Health, dell'Università dello Utah e di diverse altre istituzioni hanno analizzato i livelli di ftalati in oltre 400 donne, e in quelle affette da endometriosi hanno scoperto alti livelli di 6 diversi ftalati. In questo studio, livelli più alti di ftalati sono stati associati a un rischio di endometriosi raddoppiato.

Questo non vuol dire che riducendo l'esposizione agli ftalati si migliora o si previene l'endometriosi, perché non abbiamo abbastanza informazioni per dire una cosa del genere, ma la ricerca su una possibile connessione tra gli ftalati e l'endometriosi dovrebbe servire come monito a tutte le donne, sul fatto che gli ftalati possano avere un impatto ancora non chiaro sul nostro sistema riproduttivo.

Aborti spontanei

C'è ancora un pezzo del puzzle sui possibili danni degli ftalati sulla fertilità: in un piccolo studio pubblicato nel 2012, le donne con un alto livello di uno specifico ftalato nel sistema prima che restassero incinte avevano una probabilità maggiore di aborto spontaneo. Questo studio ha seguito per sei mesi un gruppo di donne che cercava di restare incinta. I ricercatori hanno analizzato i livelli dello ftalato MEHP e anche l'ormone della gravidanza HCG in momenti specifici di ciascun mese. Con questa analisi dell'HCG sono stati rilevati anche aborti spontanei molto precoci, compresi quelli avvenuti prima che le donne sapessero di essere incinte.

I ricercatori hanno scoperto che alti livelli di MEHP prima della gravidanza erano collegati a una percentuale di aborti spontanei più alta. Anche questo è uno studio preliminare, ma è un'altra ragione per fare attenzione.

Gli ftalati durante la gravidanza

Anche se la ricerca sugli ftalati e la fertilità femminile è solo agli inizi, ci sono prove molto chiare del fatto che i bambini non ancora nati sono vulnerabili in modo particolare ai loro effetti tossici.

Gli studi di come gli ftalati possano danneggiare il feto durante la gravidanza hanno scoperto tre preoccupanti filoni: un collegamento con le nascite premature, effetti sul sistema riproduttivo dei bambini maschi e alterazioni allo sviluppo del cervello e al comportamento nella prima infanzia.

Iniziando dalle nascite premature, ci sono diversi studi che mostrano un collegamento tra queste e l'esposizione agli ftalati durante la gravidanza. In uno studio, sono stati rilevati durante il primo trimestre livelli di ftalati più alti nelle donne che hanno partorito prima del termine, se paragonate con quelle che hanno partorito nei tempi normali.

Un'ipotesi di come gli ftalati possano aumentare il rischio di nascita prematura è che queste sostanze chimiche aumentino l'infiammazione, che a sua volta è un fattore di rischio. È anche plausibile che gli ftalati, che ora sappiamo che alterano il livello di ormoni nelle ovaie, possano contribuire alle nascite premature abbassando i livelli di estrogeno e progesterone nell'utero.

Un altro effetto preoccupante degli ftalati durante la gravidanza viene a volte descritto come "demascolinizzazione" dei bambini. Uno dei pionieri in questo campo è la dott.ssa Shanna Swan, professoressa di medicina preventiva a New York; nel 2005 e nel 2008, ha pubblicato i risultati di ricerche rivoluzionarie che dimostrano che le donne con livelli più alti di determinati ftalati durante la gravidanza hanno una probabilità maggiore di partorire maschietti con problemi specifici al sistema riproduttivo.

Diversi anni più tardi, un effetto simile degli ftalati durante la gravidanza è stato rilevato nei ratti e nei topi da molti ricercatori diversi. Un insieme di modificazioni caratteristiche in questi animali è stato anche denominato "sindrome da ftalati". Questa sindrome include una discesa incompleta dei testicoli e diverse altre specifiche malformazioni genitali. Anche se la sindrome da ftalati è stata una scoperta molto preoccupante, nessuno conosceva davvero le implicazioni per le persone esposte alle stesse sostanze.

C'erano speranze che la sindrome da ftalati fosse limitata a una esposizione ad alte quantità e agli animali da laboratorio, ma la dott.ssa Swan le ha distrutte provando, con una ricerca definitiva, che nelle persone accade una cosa simile, alle dosi a cui molte donne sono esposte nella vita di tutti i giorni. Come ha spiegato la dott.ssa Swan: "siamo stati i primi a dimostrare un collegamento tra l'esposizione prenatale agli ftalati e lo sviluppo riproduttivo negli umani."

Il consenso tra gli scienziati che ora studiano l'interazione tra gli ftalati e lo sviluppo riproduttivo nei maschi è che questi sopprimano la produzione di testosterone nei feti maschi durante la gravidanza. Numerosi studi su animali hanno concluso che gli ftalati interferiscono con la produzione di testosterone, che è critico per lo sviluppo del sistema riproduttivo dei maschi.

Molti gruppi di ricerca diversi hanno trovato un collegamento forte tra l'esposizione agli ftalati durante la gravidanza e un'alterazione nello sviluppo del cervello e del comportamento nei neonati e nei bambini. Ad esempio, in un recente studio su 319 donne incinte, i ricercatori hanno misurato i livelli di ftalato nel sistema delle madri durante la gravidanza; poi, tre anni dopo, hanno esaminato lo sviluppo mentale e le capacità motorie dei bambini e annotato i problemi comportamentali.

I risultati sono stati sconcertanti: i bambini le cui madri avevano livelli più alti di ftalati nel sistema durante la gravidanza hanno avuto punteggi significativamente più bassi nello sviluppo mentale, motorio e comportamentale.

Questa scoperta sfortunatamente non era nuova: molti altri studi avevano già raggiunto le stesse conclusioni. I ricercatori hanno ipotizzato che questo impatto sullo sviluppo del cervello possa essere dovuto agli effetti degli ftalati sull'ormone tiroideo. Questa teoria è supportata dalla ricerca che dimostra che gli ftalati interferiscono con la funzione della tiroide, e il ruolo critico della tiroide stessa sullo sviluppo del cervello, anche durante la gravidanza.

Si è trovato anche che gli ftalati contribuiscono alle allergie e agli eczemi nei bambini, e che c'è un collegamento chiaro tra vivere in una casa con pavimenti di plastica contenenti ftalati e un aumento nel rischio di asma nei bambini. I neonati spesso sono esposti a livelli molto più alti di determinati ftalati perché masticano prodotti di plastica e li assorbono attraverso la pelle dai prodotti quali shampoo e lozioni.

I ricercatori hanno scoperto che più prodotti per la cura del neonato le mamme usano (come shampoo, lozioni e polveri), più ftalati si trovano nel sistema dei bimbi.

Per fortuna, questa esposizione degli ovuli, del feto in sviluppo e del bambino appena nato agli ftalati si può evitare, con azioni piuttosto semplici che diminuiscano il loro livello nel corpo e in casa.

Ridurre l'esposizione agli ftalati

Il primo luogo in cui cercare per eliminare gli ftalati da casa nostra è il bagno. I cosmetici e i prodotti per la cura della persona quali spray per i capelli, lozioni, fragranze e smalto per le unghie spesso hanno alti livelli di queste sostanze, che possono essere assorbite attraverso la pelle dalle lozioni o inalate dai prodotti spruzzati in aria. Gli ftalati si trovano in quasi tutti i prodotti che hanno un profumo. Come risultato, non è una sorpresa che le donne abbiano in genere livelli più alti degli uomini dei tipi di ftalati usati nella cosmetica e nei prodotti per la cura personale.

Lo smalto spesso ha una concentrazione di ftalati più alta di qualsiasi altro prodotto cosmetico, e questa è una ragione sufficiente per smettere di usarlo quando si cerca di concepire. Lo smalto per le unghie contiene spesso anche altre sostanze chimiche nocive come la formaldeide e il toluene, entrambe collegate a una diminuzione nella fertilità e a un maggiore rischio di aborti spontanei. Molti studi diversi in tutto il mondo hanno concluso che le donne esposte alla formaldeide su base giornaliera sul posto di lavoro (saloni unghie, ospedali e laboratori) hanno una probabilità più che doppia di aborti spontanei.

Le principali aziende che producono smalto per unghie negli Stati Uniti hanno di recente concordato di rimuovere questo "trio tossico" di formaldeide, toluene e dello specifico ftalato DBP dai loro prodotti, etichettando le nuove formulazioni come "three-free", ma nel 2012, uno studio dell'agenzia dell'ambiente della California ha scoperto che in molti di questi prodotti per unghie dichiarati sicuri erano presenti ancora alcune di queste tre sostanze, a volte a livelli molto alti.

Acquistare smalto per le unghie etichettato "senza ftalati" è un'opzione più sicura di usare le formulazioni tradizionali, ma alla fine forse non possiamo fidarci di quello che dicono i produttori. Se non potete evitare di usare lo smalto, il pericolo può essere minimizzato assicurando una buona ventilazione durante la manicure.

A volte si vedono gli ftalati nell'elenco degli ingredienti di lozioni e altri prodotti cosmetici, ma spesso sono presenti senza essere identificati in etichetta; le aziende possono farlo perché nei profumi non è obbligatorio identificare i singoli ingredienti. Dove si vede la parola "profumo" o "fragrance" in una lista di ingredienti, si può presumere che con facilità quel prodotto contiene ftalati.

Se mettete il profumo tutti i giorni, questo è probabilmente un'altra delle fonti principali di ftalati nel corpo. Degli studi hanno mostrato che le donne che indossano profumo possono avere un livello doppio di concentrazione di alcuni ftalati nel proprio sistema. I profumi sono anche un cocktail di dozzine di altre sostanze chimiche che possono potenzialmente causare allergie e danneggiare gli ormoni, di molte delle quali non è mai stata testata la sicurezza. Se non potete rinunciare del tutto ai profumi, cercate di passare a quelli naturali al 100% o alle lozioni per il corpo profumate solo con oli essenziali.

Un altro posto dove cercare gli ftalati è in qualsiasi cosa fatta di plastica morbida come il PVC (polivinilcrolide), o vinile. Questo tipo di plastica viene usato per fare le tende delle docce, i tappetini da yoga, gli impermeabili, la cancelleria, le tovagliette e le buste per i cosmetici. In effetti, se un prodotto di plastica è flessibile, probabilmente contiene ftalati,

Ftalati e altre tossine

a meno che l'etichetta non dica in modo esplicito che non è così. Da questi prodotti gli ftalati possono essere rilasciati nell'aria e poi inalati, oppure trasmessi nel cibo.

Dato che gli ftalati si trovano in così tanti prodotti, ridurne la quantità a cui si è esposti può sembrare un progetto enorme, ma un modo facile per iniziare è eliminare gli oggetti più problematici, poi nel tempo sostituire gli altri con equivalenti che ne siano privi. Ad esempio, potreste decidere di smettere di usare i deodoranti per l'aria, lo smalto e il profumo; è un primo passo molto importante, perché questi sono i prodotti che in genere ne contengono di più.

Si può anche passare a detergenti per il bucato, ammorbidenti e altri detergenti per la casa fatti solo con ingredienti vegetali o almeno "senza profumo". Solo questi facili passi possono fare un'enorme differenza per il livello di ftalati a cui siete esposti.

Se volete andare oltre, potete sostituire i prodotti per la cura dei capelli e della pelle con equivalenti senza profumo, o con l'etichetta "senza ftalati".

Il prodotto per la pelle più importante da sostituire è la lozione per il corpo, perché viene applicata su una superficie più ampia, e provoca quindi un assorbimento maggiore attraverso la pelle.

Potreste anche voler sostituire la tenda della doccia di PVC con una di nylon, cotone o poliestere, e il tappetino per lo yoga con uno "PVC free" (ci sono molte aziende che ne producono, ad esempio la Gaiam).

L'ultimo passo nel programma per ridurre gli ftalati in casa può essere limitare la quantità di cibo confezionato e preparato che si compra. Il cibo in realtà è una grande fonte di ftalati perché questi entrano nella catena alimentare in vari stadi, dall'allevamento degli animali ai pesticidi spruzzati sulla frutta e la verdura, fino alla preparazione, al confezionamento e alla commercializzazione del prodotto. In Giappone sono stati vietati i guanti di vinile per la preparazione del cibo, per evitare la contaminazione da ftalati, ma questa può avvenire comunque dalla plastica presente in altri oggetti.

Non c'è modo di sfuggire agli ftalati nel cibo, ma la strategia migliore è quella di evitare il cibo molto elaborato, quello confezionato nella plastica e scegliere, se possibile, frutta e verdura biologica.

Quando a cinque famiglie di San Francisco è stata data una dieta che applicava in modo stringente questa strategia per diversi giorni, il livello di determinati metaboliti ftalati è diminuito di oltre la metà. A queste famiglie venivano preparati i pasti usando quasi soltanto ingredienti freschi e biologici. La preparazione e il confezionamento dei cibi venivano fatti escludendo del tutto utensili o contenitori in plastica, e i partecipanti potevano bere caffè fatto solo in caffettiere di vetro o di ceramica, invece che in una macchinetta con parti di plastica. Può non essere pratico seguire queste regole tutti i giorni, ma questo studio suggerisce che qualsiasi riduzione del cibo confezionato in favore di prodotti biologici possa ridurre i livelli di ftalati, oltre ad avere molti altri benefici dal punto di vista nutrizionale.

Scegliere frutta e verdura fatta crescere senza sostanze chimiche è un modo molto potente per ridurre l'esposizione alle tossine, perché in questo modo si evitano gli ftalati e molte altre sostanze che danneggiano gli ormoni, che si trovano nei pesticidi. Gli ftalati sono stati usati per molto tempo come solventi nei pesticidi, anche se molte di queste sostanze sono state vietate per quest'uso in molte nazioni.

Evitare il cibo confezionato nella plastica trasparente è un altro passo utile, perché le confezioni sono spesso fatte con PVC contenente ftalati. Anche se la maggior parte delle bottiglie di plastica usate per l'acqua, la soda e i condimenti è fatta di una plastica che si chiama PET o PETE, che in teoria è fatta senza usare ftalati, i ricercatori hanno trovato che l'acqua confezionata in quelle bottiglie contiene livelli di ftalati costantemente molto più alti di quelle in vetro, forse per un problema di contaminazione durante il riciclo della plastica.

È difficile evitare del tutto di acquistare cibo e bevande confezionate in plastica, ma quando avete la possibilità di farlo, scegliete il vetro, e cercate di sostituire il cibo confezionato in plastica, se potete.

Sta a voi decidere quali cambiamenti siano più facili da fare e quanto vogliate essere attenti. Qualunque di questi passi vi aiuterà a ridurre non solo l'esposizione agli ftalati, ma anche a una serie di altre sostanze chimiche potenzialmente tossiche; ad esempio, la plastica del PVC può contenere piombo e cadmio, e i cosmetici che contengono ftalati spesso hanno anche altre sostanze chimiche dannose, come i parabeni.

In un recente studio, dei ricercatori di Harward hanno suggerito che il propil-parabene, un ingrediente comune nei cosmetici, è legato alla scarsa riserva ovarica. È più probabile che le aziende di cosmetici che fanno lo sforzo di eliminare gli ftalati dai loro prodotti facciano lo stesso anche con queste altre sostanze.

Tutti questi passi per diminuire l'esposizione agli ftalati mentre cercate di concepire hanno il vantaggio aggiunto di ridurre i livelli di ftalati in casa quando restate incinte, e di proteggere il vostro bambino non ancora nato dalla moltitudine di rischi alla salute dati dall'esposizione agli ftalati quando ancora nell'utero e durante la prima infanzia. Prepararvi a portare a casa il bambino vi darà però una nuova serie di rischi, perché i prodotti da bambini sono una fonte sorprendente di ftalati tossici.

Oltre a tutti gli shampoo e le lozioni per bambini che contengono ftalati, quasi tutte le aziende che producono materassi per culle, materassini per il cambio dei pannolini e similari usano il PVC come strato impermeabile, nonostante ne siano noti i pericoli. Molte aziende confezionano anche i vestitini, le lenzuola e le coperte nella stessa plastica, facendo sì che le sostanze chimiche si trasferiscano sulla stoffa.

Il fatto che gli ftalati siano vietati nei giocattoli ma usati in modo estensivo nei prodotti per bambini è molto strano, e speriamo che cambi presto.

Il mondo è pieno anche di molte altre tossine, ma in genere sappiamo molto poco di quale effetto abbiano sulla fertilità. Ci sono chiare prove che il BPA e gli ftalati hanno il potenziale di danneggiare gli ormoni e quindi compromettere la fertilità e il primo sviluppo del neonato. Sfortunatamente si sospetta che anche molte altre tossine presenti nel nostro ambiente facciano lo stesso, ma la ricerca su queste ultime è solo agli inizi.

Se volete essere particolarmente cauti e minimizzare l'esposizione ad altre sostanze che notoriamente danneggiano gli ormoni, il punto migliore da cui partire è la lista della "sporca dozzina" di agenti endocrini compilata da un gruppo no-profit degli Stati Uniti. Oltre al BPA e agli ftalati, questa lista contiene altre dieci comuni tossine che si possono evitare in modo molto semplice:

Diossina: Scegliere carne e latticini con pochi grassi e usare l'olio d'oliva invece del burro.

Atrazina: Acquistare frutta e verdura biologiche e usare un sistema di filtro dell'acqua certificato che la rimuova (si veda la guida per l'acquisto dei filtri per l'acqua dell'Environmental Working Group).

Perclorato: Anche se è difficile da evitare, si può minimizzare il suo potenziale di danneggiare gli ormoni della tiroide assumendo abbastanza iodio nella dieta, ad esempio con l'uso di sale iodato.

Ritardanti di fiamma: Arieggiare la casa e dare regolarmente l'aspirapolvere con un filtro HEPA.

Piombo: Acquistare un filtro per l'acqua certificato che rimuova il piombo e togliersi le scarpe alla porta.

Arsenico: Usare un filtro per l'acqua certificato che rimuova l'arsenico.

Mercurio: Scegliere pesce a basso contenuto di mercurio e non manipolare le nuove lampadine fluorescenti. Se cadono e si rompono, queste lampadine rilasciano vapori di mercurio nell'aria.

Perfluorocarburi (PFC): Usare pentole di acciaio inossidabile invece di quelle antiaderenti.

Pesticidi organofosfati: Acquistare frutta e verdura biologica se possibile, o scegliere le varietà che è meno probabile siano contaminate da alti livelli di pesticidi, in genere quelle con una buccia protettiva, quali l'ananas, il mango, i kiwi, il granturco, il cavolo e l'avocado.

Glicoleteri: Evitare prodotti per la pulizia sintetici e usare quelli con ingredienti naturali.

Inoltre, stanno venendo fuori nuove prove che un gruppo di sostanze chimiche chiamate composti dell'ammonio quaternario possa essere una seria minaccia per la fertilità e aumentare di molto il rischio di difetti di nascita. Queste sostanze chimiche sono usate in molti spray e salviettine disinfettanti. Anche se il pericolo dei composti dell'ammonio quaternario sta venendo alla luce solo ora, la ricerca in quest'area sottolinea ancora la necessità di utilizzare prodotti per la casa naturali e non tossici, invece che azzardare con le dozzine di sostanze chimiche non testate che si trovano nei prodotti convenzionali.

Come ha spiegato la dott.ssa Swan: "Credo che ora abbiamo molti dati sul fatto che le sostanze chimiche presenti nell'ambiente possono diminuire la conta spermatica, influire sul tempo necessario al concepimento, aumentare il rischio di perdita precoce del feto durante la gravidanza e influire sul risultato della gravidanza stessa. Ci servono altri studi? Certo. Abbiamo abbastanza informazioni per agire sulla base degli studi che abbiamo? Nella mia opinione, sì."

Cosa fare
Piani di base, intermedi e avanzati

- Ridurre l'esposizione agli ftalati dai cosmetici sostituendo i prodotti per la cura dei capelli e della pelle con altri identificati come senza profumo o, meglio, senza ftalati.

Ftalati e altre tossine

- Cercare di evitare di usare profumo, lacca per capelli e smalto per unghie.

- Cercare prodotti per la pulizia della casa e degli abiti che siano a base vegetale, senza profumo e senza ftalati.

- Sostituire, ove possibile, gli oggetti fatti di plastica morbida e flessibile, come il vinile o il PCB, con un'alternativa sicura.

- Ridurre l'esposizione agli ftalati dal cibo scegliendo alimenti freschi e non trattati, e in genere minimizzando il contatto con la plastica.

CAPITOLO 4

Ostacoli inaspettati alla fertilità

S E AVETE PROBLEMI a concepire o avete avuto uno o più aborti, dovreste chiedere al vostro medico di fare delle analisi per alcune condizioni facili da rilevare che spesso vengono trascurate: carenza di vitamina D, ipotiroidismo e malattia celiaca. Non tutti i medici pensano a fare analisi per queste condizioni a meno che non lo chiediate, ma ognuna di esse ha un sorprendente legame con l'infertilità e il rischio di aborto spontaneo. Forse una di queste condizioni è l'anello mancante nel vostro piano di trattamento e, una volta corretta, ottimizzerò le vostre possibilità di una gravidanza sana.

Fattore sorprendente 1: la vitamina D

Nel passato decennio, la vitamina D è diventata un soggetto di ricerca molto frequente: la sua carenza ora è implicata in numerose malattie, tra cui il diabete, il cancro, l'obesità, la sclerosi multipla e l'artrite. Anche se la ricerca del ruolo della vitamina D nella fertilità è solo cominciata e ancora non è del tutto coerente, diversi studi indicano che livelli bassi di vitamina D possono avere un impatto negativo sulla fertilità.

In uno di quelli più interessanti, pubblicato nel 2012, ricercatori californiani hanno misurato i livelli di vitamina D in circa 200 donne sottoposte a fecondazione in vitro. Tra le donne caucasiche del gruppo, la probabilità di gravidanza era *quattro volte* più alta per quelle che avevano livelli di vitamina D alti, se paragonate con quelle con carenza di vitamina D. Questo trend non è stato visto nelle donne di etnia asiatica, ma forse la causa era la piccola dimensione dello studio.

Il collegamento tra la percentuale più alta di gravidanze e i livelli alti di vitamina D è stato rilevato anche in uno studio precedente in Turchia, che ha trovato che nel gruppo di donne con i livelli di vitamina D più alti il 47% ha avuto una gravidanza, mentre in quello con i livelli più bassi la percentuale è stata del 20%. Un altro studio ancora, più recente, sulla fecondazione in vitro, ha rivelato una percentuale di fecondazione e impianto più alta in un gruppo di donne con livelli più alti di vitamina D.

Non è ancora noto quale sia il coinvolgimento della vitamina D nella fertilità, ma i ricercatori sospettano che uno dei modi in cui possa migliorarla è rendere il rivestimento dell'utero più ricettivo alla gravidanza. La ricerca indica anche che la vitamina D ha un ruolo nella produzione degli ormoni, tra cui quelli che controllano la riproduzione. In particolare, alcuni scienziati pensano che la carenza di vitamina D possa contribuire all'infertilità interrompendo il sistema estrogeno e riducendo la produzione dell'ormone antimulleriano (AMH), che ha un ruolo nella crescita dei follicoli ovarici. Un altro interessante suggerimento sul ruolo della vitamina D nella fertilità è la scoperta che nelle cellule delle ovaie e dell'utero ci sono recettori specifici per essa.

È probabile che gli integratori di vitamina D possano migliorare la fertilità solo se avete una carenza, ma questa è particolarmente comune, soprattutto in inverno. In Brasile, il 40% circa delle persone sono affette da carenza di vitamina D in estate, e il 75% in inverno. Questo perché anche se ne otteniamo piccole quantità dal cibo (in particolare il pesce), la vasta maggioranza della vitamina D nel corpo viene accumulata con l'esposizione della pelle al sole. Infatti, si pensa che la diminuzione di fertilità in inverno sia causata da una riduzione nei livelli di vitamina D.

Mentre attendiamo ulteriori ricerche per chiarire l'esatto effetto degli integratori di vitamina D nel trattamento dell'infertilità, se avete delle difficoltà a concepire, è comunque una buona idea chiedere al proprio medico di fare un'analisi dei propri livelli.

Se siete carenti, potete risolvere il problema con un integratore giornaliero. Molti medici vi consiglieranno di assumere almeno 2000 unità internazionali (UI) di vitamina D al giorno, ma dovreste seguire il consiglio del vostro medico sulla dose da prendere.

Qualsiasi quantità ne prendiate, per ottenere il massimo beneficio dagli integratori di vitamina D, è importante sceglierne uno che sia formulato in capsule di olio, invece che in tavolette solide, e prenderlo insieme a un pasto che contenga del grasso. Entrambe le accortezze aumentano di molto l'assorbimento, perché la D è una vitamina liposolubile.

In alternativa, potete aumentare in modo naturale i livelli di vitamina D stando più tempo al sole, anche se questo è difficile nei mesi invernali e i pericoli per la pelle sono sempre preoccupanti. Potete anche ricavare della vitamina D dal cibo come pesce, uova e latte integrato, ma è probabile che solo con questo non riusciate a risolvere una carenza. Se siete carenti, gli integratori sono il modo migliore per aumentare le probabilità di restare incinte.

Fattore sorprendente 2: l'ipotiroidismo

Se avete problemi di infertilità o di aborti spontanei, dovreste chiedere al vostro medico di fare un'analisi dei livelli dell'ormone e degli anticorpi tiroidei. Anche condizioni di ipotiroidismo lieve possono aumentare di molto il rischio di aborto. Inoltre, l'ipotiroidismo (tiroide poco attiva) è comune nelle donne con problemi di ovulazione, infertilità non spiegata e insufficienza ovarica prematura.

Il collegamento tra gli aborti e i disordini alla tiroide è stato scoperto per caso più di 20 anni fa. Il progetto di ricerca che lo trovò era inizialmente progettato per capire perché alcune donne sviluppino problemi alla tiroide dopo aver partorito. Per capirlo, sono state studiate più di 500 donne a New York, analizzando gli ormoni della tiroide e i suoi anticorpi durante il primo trimestre di gravidanza. Gli anticorpi della tiroide sono stati analizzati perché la loro presenza è un segno che il sistema immunitario sta attaccando la tiroide, e questa è la causa più comune di ipotiroidismo.

Con il proseguire dello studio, i ricercatori hanno notato un alto numero di aborti nelle donne che risultavano positive agli anticorpi della tiroide. A quel punto, decisero di analizzare più a fondo la percentuale di aborto, e trovarono che nelle donne con anticorpi della tiroide questa era più del doppio. Questa scoperta fu così inaspettata che i ricercatori non erano sicuri che i risultati mostrassero un collegamento reale o solo una combinazione statistica.

Nei 20 anni da quella ricerca iniziale, dozzine di studi hanno confermato che un disordine autoimmune della tiroide aumenta di molto il rischio di aborto. In un grande studio in Pakistan, pubblicato nel 2006, la percentuale di aborti spontanei era ancora più alta di quella che era stata suggerita in precedenza: del 36% nelle donne positive agli anticorpi, in confronto al solo 1.8% in quelle prive.

Problemi alla tiroide sono anche molto comuni nelle donne che hanno avuto aborti ricorrenti, definite come quelle che hanno perso tre o più gravidanze. Gli anticorpi della tiroide sono presenti in più di un terzo delle donne di questa categoria, paragonate con il 7-13% di quelle senza precedenti aborti.

I medici non sono del tutto certi del perché gli anticorpi della tiroide siano un tale problema nella prima gravidanza. Uno dei fatti più strani è che avere gli anticorpi aumenta molto il rischio di aborto anche quando la tiroide funziona ancora bene e gli ormoni sono normali. In questi casi, i ricercatori pensano che gli anticorpi possano contribuire al rischio di aborto riducendo la capacità della tiroide di creare più ormoni del normale durante la gravidanza. In questo modo, anche quando la tiroide funziona normalmente prima della gravidanza, la malattia autoimmune può provocare una piccola diminuzione nella sua capacità di funzionare, che può essere molto dannosa nelle prime fasi della gravidanza.

Gli anticorpi aumentano il rischio di aborto nelle donne che non hanno evidenti problemi alle funzioni tiroidee, e questo aumento è ancor più notevole quando, oltre agli anticorpi tiroidei, le analisi mostrano dei livelli di ormone tiroideo anomali perché la tiroide sforza. I ricercatori hanno trovato che nelle donne con la ghiandola tiroidea poco attiva il rischio di aborto spontaneo è del 69% più alto.

Questa, credeteci o no, è una buona notizia, perché un collegamento forte tra il danneggiamento degli ormoni tiroidei e l'aborto significa che correggendo i livelli dell'ormone si può anche evitare l'aborto. Proprio come si sperava, le ricerche iniziali mostrano che il trattamento dell'ormone tiroideo è molto efficace per ridurre il rischio di aborto spontaneo.

Ad esempio, uno studio in Italia su donne con anticorpi tiroidei non trattati ha trovato una percentuale di aborto del 13.8%, rispetto al 2.4% delle donne senza problemi alla tiroide. Ma quando le donne con gli anticorpi ricevevano un trattamento per l'ormone tiroideo durante la gravidanza, la percentuale di aborto scendeva al solo 3.5%, molto più bassa di quella delle donne non trattate, e quasi uguale a quella di chi non aveva problemi in partenza. Questi risultati positivi sono stati confermati da numerosi altri studi, e quindi si ha una prova forte che il trattamento dell'ipotiroidismo può fare una differenza significativa nella percentuale di aborti.

I disordini alla tiroide non sono però solo legati all'aborto, ma sono anche molto comuni nelle donne con infertilità inspiegata, disordini all'ovulazione e insufficienza ovarica prematura.

L'insufficienza ovarica prematura è una condizione in cui il numero e la qualità degli ovuli limita in modo critico la fertilità; la fecondazione in vitro in queste donne spesso è l'unico modo per restare incinte, e anche con questa tecnica la percentuale di successo è molto bassa. I cicli spesso vengono annullati perché non ci sono abbastanza ovuli a crescere e maturare in risposta ai farmaci di stimolazione. L'insufficienza ovarica prematura non è ben conosciuta, ma recentemente è emerso che è collegata ai disordini della tiroide.

È diventato chiaro che anche una lieve diminuzione dell'attività della tiroide, una condizione che viene chiamata "ipotiroidismo subclinico", può essere un fattore principale dell'insufficienza ovarica prematura. In studi recenti, mentre solo al 4% delle donne sane è stato diagnosticato l'ipotiroidismo subclinico, la percentuale aumenta al 15% nelle donne con infertilità ovulatoria e al 40% in quelle con insufficienza ovarica prematura.

Un altro studio ha dimostrato che il 20% delle donne con disordini nell'ovulazione ha l'ipotiroidismo subclinico, percentuale più che doppia che per le donne con ovulazione normale (20.5% invece di 8.3%).

Come per l'aborto, i risultati del trattamento con ormone tiroideo sono molto incoraggianti; in uno studio del genere, dopo che donne non fertili con ipotiroidismo subclinico sono state trattate con l'ormone della tiroide sintetico levotiroxina, il 44% ha avuto una gravidanza. Degli studi hanno anche mostrato che trattare i problemi di ipotiroidismo lieve può aumentare il numero di embrioni di buona qualità per la fecondazione in vitro.

Gli anticorpi della tiroide sono anche molto comuni nella

PCO, con studi che li rilevano in un quarto delle donne che ne sono affette. Le donne con la PCO hanno anche una maggiore probabilità di avere gli scompensi ormonali indicativi dell'ipotiroidismo.

Se avete una storia di aborti, PCO, infertilità inspiegata, disordini all'ovulazione o insufficienza ovarica prematura, dovreste fare le analisi della tiroide, sia degli anticorpi che degli ormoni. Se vi viene trovato un problema, parlate con il vostro medico della necessità di trattarlo per aiutarvi a restare incinte ed evitare l'aborto. Se il vostro medico non apprezza l'importanza di gestire con attenzione l'ipotiroidismo nel contesto dell'infertilità e dell'aborto, e alcuni lo fanno, chiedete un secondo parere.

Fattore sorprendente 3: la celiachia

Un altro fattore che può contribuire all'infertilità è la malattia celiaca; si tratta di un disturbo immune piuttosto diffuso, in cui il glutine fa scattare la risposta degli anticorpi contro il corpo stesso. I sintomi più noti della malattia celiaca sono simili a quelli della sindrome del colon irritabile, ma la vasta maggioranza delle persone affette da celiachia non mostrano questi classici sintomi gastrointestinali. La malattia celiaca si manifesta anche sotto forma di anemia, mal di testa, affaticamento, dolore alle articolazioni, disturbi della pelle come la psoriasi, e una vasta gamma di altri sintomi che differiscono da persona a persona.

Dato che la malattia celiaca influisce su ciascuno in modo diverso, questa condizione spesso resta non diagnosticata per molti anni. A San Marino, la malattia celiaca viene tenuta sotto controllo facendo uno screening di tutti i bambini quando compiono 6 anni, ma nel resto del mondo le persone con questa malattia spesso sopportano i sintomi per molti anni prima di scoprirne la causa, e negli Stati Uniti ci vuole una media di 5-11 anni per avere una diagnosi. Intanto, sotto la superficie il sistema immunitario fa la guerra contro il corpo, causando infiammazioni e danni.

Una delle caratteristiche della malattia celiaca è che il sistema immunitario danneggia in modo grave il rivestimento dell'intestino, cosa che a sua volta influisce sul corretto assorbimento dei nutrienti. L'impossibilità di assorbire i nutrienti provoca carenza di vitamine e minerali, che contribuisce all'infertilità.

Il collegamento tra celiachia e infertilità è stato suggerito per la prima volta nel 1982, ma ancora oggi molti medici non pensano a fare il test nelle donne affette da infertilità inspiegata. Questo è un problema, perché i dati dimostrano che la celiachia è molto comune nelle donne con questa condizione e che, una volta che la malattia celiaca viene trattata, la fertilità aumenta.

In particolare, ricerche effettuate in Italia, India e Brasile suggeriscono che la malattia celiaca sia approssimativamente tre volte più comune nelle donne con infertilità inspiegata che nel totale della popolazione. Negli Stati Uniti, un piccolo studio iniziale non ha trovato nessun collegamento tra celiachia e infertilità, ma studi successivi, compreso uno effettuato dalla Columbia University e dalla Mayo Clinic, hanno trovato una percentuale significativamente più alta di celiachia nelle donne con infertilità inspiegata.

Nelle donne celiache sono anche più frequenti gli aborti. Un gruppo di ricercatori ha scoperto che la percentuale di aborto spontaneo nelle donne con celiachia non curata era quasi nove volte più alto che nelle pazienti trattate. Il fatto che le donne con "celiachia trattata", che significa seguire con attenzione una dieta senza glutine, avevano una percentuale di aborti molto più bassa è incoraggiante, perché dimostra che è possibile ridurre il rischio di aborto anche se siete celiache.

Una significativa percentuale di celiaci hanno anche dei livelli alti di uno specifico tipo di anticorpo noto per causare gli aborti spontanei (gli anticorpi antifosfolipidici) ma ci sono indicazioni, seppur aneddotiche, che questi anticorpi diminuiscano in modo notevole dopo aver adottato una dieta stretta senza glutine. Questo è esattamente ciò che è accaduto a una donna di 34 anni con la sindrome antifosfolipidica che aveva avuto due aborti; una volta che le è stata diagnosticata la malattia celiaca, ha iniziato una dieta senza glutine e dopo 6 mesi gli anticorpi, che prima erano a livelli alti, non erano più rilevabili.

Mettendo insieme tutta la ricerca, in un gruppo medio di 20 donne con infertilità inspiegata, ci aspetteremmo che 1 o 2 siano celiache, cosa che può essere un fattore determinante per la loro infertilità. Scoprire se siete una di quelle donne potrebbe essere molto importante per i vostri tentativi di restare incinte.

La ricerca mostra anche in modo chiaro che se siete celiache è molto importante seguire una dieta stretta senza glutine. Un esempio di come una tale dieta possa aumentare la fertilità viene da studi che mostrano come in questi casi si possa avere il ritorno del ciclo anche in donne con mestruo irregolare. La ricerca dimostra che più di un terzo delle donne con malattia celiaca non trattata hanno amenorrea, che significa che le mestruazioni a volte si fermano per qualche mese. Seguendo una dieta senza glutine, questo disturbo spesso si risolve da solo.

Uno dei modi in cui si pensa che la celiachia influisca sulla fertilità è interferendo con l'assorbimento dell'acido folico e di altre vitamine. Livelli bassi di folato poi contribuiscono a livelli alti di omocisteina. In persone celiache non trattate, è molto comune vedere livelli alti di omocisteina e bassi di folato, entrambi legati strettamente alla qualità scarsa degli ovuli, all'infertilità e a un'alta probabilità di aborto spontaneo.

Escludere il glutine nelle donne celiache probabilmente aumenta la fertilità, permettendo al rivestimento interno dell'intestino di guarire e ripristinando la capacità del corpo di assorbire i nutrienti vitali. Proprio come si spererebbe, seguire una dieta stretta senza glutine riporta l'omocisteina e il folato a livelli normali.

Alcuni ricercatori hanno però scoperto che fino alla metà dei pazienti celiaci trattati con dieta senza glutine mostrava comunque una carenza di vitamine. In particolare, molte persone celiache che hanno seguito per anni una dieta senza glutine hanno comunque livelli bassi di folato e vitamina B6 e alti di omocisteina, ma sembra che questo possa essere migliorato utilizzando degli integratori vitaminici.

Quando a un grosso gruppo di persone celiache è stata data una dose giornaliera di acido folico, vitamina B12 e vitamina B6 per sei mesi, i loro livelli di omocisteina sono tornati normali, e hanno riscontrato miglioramenti notevoli nel benessere se paragonati con quelli a cui è stato dato un placebo. Questo non vuol dire che bisogna ignorare la dieta senza glutine in favore degli integratori, perché la malattia celiaca causa molti altri problemi, oltre alla carenza di vitamine, ma piuttosto suggerisce che per i celiaci gli integratori vitaminici sono più importanti che per il resto delle persone.

Se avete dei sintomi della celiachia, come mal di stomaco, sindrome del colon irritabile, psoriasi, anemia o dolori cronici alle articolazioni, chiedete al medico di fare le analisi. Anche se non avete questi sintomi ma avete una storia di aborti spontanei o di infertilità inspiegata, fate le analisi, per scoprire se siete una delle molte persone in cui questa condizione contribuisce all'infertilità senza dare altri sintomi. La malattia celiaca ha anche una significativa componente genetica, quindi se qualcuno della vostra famiglia ne è affetto, è una buona ragione per fare le analisi, anche se non avete sintomi.

Anche se il vostro medico potrebbe non avere sufficiente familiarità con la ricerca da essere disposto a farvi fare le analisi per la celiachia solo sulla base dell'infertilità inspiegata, questo approccio è suggerito dai ricercatori che conoscono bene il collegamento tra le due cose. I ricercatori del Columbia University Celiac Disease Center e della Mayo Clinic che hanno pubblicato uno degli studi chiave sull'argomento hanno suggerito che "potrebbe essere ragionevole fare uno screening di tutte le pazienti con infertilità inspiegata, anche senza presenza di disturbi gastrointestinali."

Se siete celiache, seguire in modo stretto una dieta senza glutine può aumentare di molto la vostra fertilità e ridurre il rischio di aborto spontaneo. Questo vuol dire che dovreste evitare con attenzione tutti i cibi che contengono grano, segale e orzo, e qualsiasi cosa che possa essere contaminata anche con piccole quantità di questi ingredienti.

Si tratta di una modifica difficile al proprio stile di vita, ma i prodotti senza glutine sono sempre più diffusi. Anche se seguire una dieta stretta senza glutine è molto importante per la fertilità, se siete celiache, non è l'unica cosa da fare; avrete anche un bisogno maggiore di integratori vitaminici. Questa combinazione di dieta e integratori vitaminici giornalieri vi farà quasi di certo star meglio, aumenterà la vostra fertilità e ridurrà il rischio di aborto spontaneo, ma l'unico modo per sapere se funzionerà è fare le analisi per sapere se siete celiache.

Come nota finale, ora si pensa che il 30–40% delle persone affette da malattia celiaca abbiano anche disordini della tiroide, e la celiachia porta a un rischio triplicato di malattia della tiroide. In pratica, questo significa che se vi è stata diagnosticata la malattia alla tiroide o la celiachia, il vostro medico dovrebbe controllare con maggiore attenzione l'altra condizione, se avete problemi di fertilità o di aborti spontanei.

Fattore sorprendente 4: la cura dei denti

Un altro fattore sorprendente che può avere un impatto sulla vostra capacità di concepire e portare a termine una gravidanza è la salute delle vostre gengive. Per diversi anni i ricercatori hanno trovato prove che le malattie gengivali aumentano di molto il rischio di nascita prematura e sottopeso. Uno studio ha riscontrato che le donne con una malattia avanzata alle gengive, chiamata peridontite, hanno una probabilità di 4-7 volte più alta di parto prematuro. La peridontite aumenta anche il rischio di aborto spontaneo.

Le malattie gengivali sono causate da batteri che crescono

tra i denti e le gengive, causando dolore e a volte sanguinamento. La forma più comune, la gengivite, colpisce quasi metà delle donne in età fertile. Se non viene trattata, può degenerare in peridontite, in cui le gengive cominciano a ritrarsi dal dente, creando spazi, chiamate tasche parodontali, che si infettano. L'infezione causa una risposta immunitaria che provoca infiammazione, che poi si diffonde nel sistema circolatorio.

Si pensa che la relazione tra le malattie gengivali e le nascite premature sia dovuta o all'infiammazione sistemica che risulta dall'infezione batterica o, in alternativa, ai batteri delle gengive che si fanno strada nel fluido amniotico e causano una risposta immunitaria locale, che a sua volta aumenta il rischio di aborto spontaneo e di nascita prematura.

L'impatto delle gengiviti non finisce però qui, ma può anche far aumentare il tempo necessario per restare incinte; questo collegamento inaspettato è stato rivelato per la prima volta nel 2011 da un team di ricercatori in Australia. Come parte di uno studio più grande con lo scopo di scoprire se il trattamento della peridontite potesse migliorare gli esiti delle gravidanze, i ricercatori hanno fatto uno screening di più di tremila donne incinte controllando la presenza di malattie alle gengive, e raccogliendo informazioni su quanto tempo ci fosse voluto a ciascuna per restare incinta.

I ricercatori hanno scoperto che, in media, per le donne con gengivite erano stati necessari due mesi in più per restare incinte. Si è trovato che quasi un quarto delle donne caucasiche e il 40% di quelle non caucasiche avevano la peridontite, e per queste donne erano stati necessari in media 7 mesi per concepire, paragonati con i 5 delle donne senza malattie alle gengive. La gengivite era anche molto più comune nelle donne che ci avevano messo più di un anno per concepire. Come suggerisce la dott.ssa Hart, questi significativi risultati indicano che tutte le donne dovrebbero fare un controllo dentistico prima di cercare di restare incinte.

Anche se non è difficile contrarre le malattie alle gengive, è anche facile prevenirle e curarle con l'uso regolare di filo interdentale, spazzolino e pulizie ai denti professionali. Anche una malattia alle gengive piuttosto avanzata può in genere essere curata con meno di quattro trattamenti da parte di un periodontista.

Cosa fare
Piani di base, intermedi e avanzati

Se avete avuto difficoltà a restare incinte o avete avuto uno o più aborti spontanei, chiedete al vostro medico di fare le analisi per la carenza di vitamina D, per la tiroide e per la malattia celiaca. Dovreste anche andare dal dentista e farvi controllare le malattie gengivali. Ciascuna di queste condizioni, facilmente trattabili, può esservi di intralcio nell'avere un figlio.

Parte 2

Come i giusti integratori possono migliorare la qualità degli ovuli

CAPITOLO 5

Multivitaminici prenatali

Consigliato per:
Piani di base, intermedi e avanzati

PRENDERE OGNI GIORNO un integratore multivitaminico è una delle cose più importanti da fare per prepararsi a una gravidanza, e non è mai troppo tardi per cominciare. Le vitamine come il folato non sono solo critiche per prevenire i difetti di nascita, ma possono anche rendere più semplice restare incinte ripristinando l'ovulazione e aumentando la qualità degli ovuli. Cosa sorprendente, alcune vitamine possono anche ridurre il rischio di aborto spontaneo. Per tutte queste ragioni, è importante cominciare presto a prendere un integratore multivitaminico, se possibile almeno tre mesi prima di provare a concepire.

Folato

Il folato è la vitamina B necessaria in tutto il corpo per centinaia di diversi processi biologici. L'acido folico è la forma sintetica di folato che si usa negli integratori. Questa importante vitamina è nota tradizionalmente per il suo ruolo nel prevenire seri difetti di nascita quali la spina bifida, ma recenti ricerche hanno anche scoperto nuove prove del suo ruolo ancora prima, durante lo sviluppo dell'ovulo. Dato che gli ovuli cominciano a maturare da tre a quattro mesi prima dell'ovulazione, questo suggerisce che prima si comincia a prendere il folato, meglio è.

Non è una sorpresa che il folato sia utile per la qualità degli ovuli, perché è importante per fare nuove copie del DNA, come quando una cellula si divide, e per creare i blocchi costituenti le proteine. Entrambi questi processi hanno un ruolo importantissimo nel primo sviluppo dell'ovulo e dell'embrione. Prima di addentrarci nella ricerca che mostra che l'acido folico migliora di molto la fertilità, è utile capire il contesto più ampio di come sia diventato una parte così importante nella pianificazione di una gravidanza.

Gli integratori di acido folico sono stati sbandierati come una delle più grandi conquiste nella salute pubblica dell'ultima parte del XX secolo. Non è sempre stato così, e le prime ricerche sul ruolo dell'acido folico nel prevenire i difetti di nascita sono state molto controverse, ma danno informazioni utili per gli altri integratori discussi in questo libro, perché sono un esempio del motivo delle frequenti discordanze tra le scoperte della ricerca e la pratica medica.

Fino agli anni '90, i medici capivano molto poco di quello che si poteva fare per prevenire i difetti del tubo neurale, che spesso provocavano feti nati morti, la morte subito dopo la nascita o la paralisi totale.

Il mondo è cambiato nel 1991, quando alcuni ricercatori inglesi hanno pubblicato i risultati di un grosso studio che mostrava che il 70-80% dei difetti del tubo neurale poteva essere prevenuto prendendo un integratore di acido folico subito prima della gravidanza. Gli effetti benefici dell'acido folico erano così chiari che lo studio è anche stato interrotto prima del previsto in modo che più donne potessero beneficiare delle scoperte fatte.

Ma questo grosso studio non era stato il primo a rivelare che gli integratori di acido folico potevano prevenire i difetti del tubo neurale; uno studio precedente, del 1981, che mostrava la stessa cosa, aveva generato molti anni di critiche ostili.

Le critiche erano centrate più che altro sulla progettazione dell'esame, perché l'acido folico era stato dato a donne che presentavano una storia di gravidanze precedenti affette da difetti del tubo neurale, e il gruppo di controllo era costituito da donne che erano già incinte al momento in cui erano arrivate dai medici che conducevano lo studio. Questo si distacca dalla progettazione ottimale, in cui a un gruppo di donne viene assegnato in modo casuale se prendere il placebo o l'acido folico, e i medici e le pazienti sono "ciechi" su quale sia la pillola presa finché non vengono analizzati i dati. Questo si chiama "sistema aureo", ed è progettato per minimizzare l'effetto della soggettività.

Nel caso dell'acido folico sono passati altri 10 anni prima che i risultati dello studio del 1991, che era casuale, prevedeva il fatto che né il medico né il paziente sapessero quale fosse la pillola, ed era controllato con il placebo, fossero disponibili per la conferma del primo studio. Nel frattempo, gli autori del primo studio hanno asserito che i loro risultati sono stati costantemente ignorati, enfatizzando troppo la possibilità di faziosità. L'impatto pratico di questa controversia è che dal 1981, quando c'era una prova piuttosto buona degli effetti protettivi dell'acido folico, e il 1991, quando finalmente gli scettici sono stati soddisfatti da un test controllato, sono passati 10 anni, in cui le donne che avrebbero potuto prendere l'acido folico non l'hanno fatto, con la conseguenza probabile di molti risultati tragici che avrebbero potuto essere evitati.

Questo serve come esempio del fatto che non dovremmo sorvolare sulle migliori prove che abbiamo mentre aspettiamo lo studio clinico perfetto, una filosofia che riecheggia in tutto questo libro. Questo modo di agire sul "meglio che c'è", certo, deve essere limitato dalle questioni di sicurezza; se il beneficio portato da un integratore è chiaro ma non siamo certi che sia sicuro, è obbligatorio aspettare altre ricerche, ma se la sua sicurezza è stata stabilita con certezza in studi di buona qualità e ci sono prove buone, anche se non perfette, di un beneficio molto significativo, abbiamo tutte le ragioni per agire invece che aspettare uno studio clinico perfetto, che potrebbe non arrivare mai.

Nel contesto della fertilità questo è particolarmente vero, perché le donne possono avere solo una o due possibilità di concepire con la fecondazione in vitro prima di finire le risorse economiche o emotive, e spesso non c'è tempo da perdere. È questo che viene fatto per i consigli sugli integratori nel resto del libro: vengono pesate le prove disponibili, piuttosto che aspettare che la pratica medica arrivi al passo con la ricerca.

Tornando all'esempio specifico dell'acido folico, ora sappiamo che prendere questo integratore prima della gravidanza riduce in modo notevole il rischio di spina bifida e di altri difetti del tubo neurale. I dipartimenti della salute governativi tipicamente consigliano a tutte le donne che stanno cercando di restare incinte di prendere un integratore pari a 400 microgrammi (0.4 milligrammi) di acido folico al giorno, oltre alle normali fonti di folato della dieta.

Un'assunzione giornaliera di 400 microgrammi è il minimo, e alcune autorità consigliano fino a 800 microgrammi, arrivando a 4000 microgrammi per le donne con una precedente gravidanza con difetti del tubo neurale.

Evitare i difetti di nascita non è l'unica ragione per cominciare a prendere un multivitaminico prenatale prima della gravidanza; un altro beneficio di cominciare presto è che le vitamine come l'acido folico possono aiutarvi a concepire più in fretta e a evitare aborti spontanei. Le ultime ricerche stabiliscono in modo chiaro che il folato è importante a tutti gli stadi della fertilità, dallo sviluppo dell'ovulo alla crescita del feto.

Il folato e l'ovulazione

I medici sospettavano da tempo che le carenze vitaminiche possano avere un ruolo nei problemi di ovulazione in alcune donne; l'idea era sostenuta dai risultati del Nurses Health Study, che ha seguito migliaia di infermiere in vari anni. La seconda fase dello studio ha seguito per otto anni un sottogruppo di oltre diciottomila donne che cercavano di concepire o che erano rimaste incinte, senza infertilità pregressa.

Quando i ricercatori della Harvard University hanno analizzato i dati di questo studio, hanno scoperto che le donne che assumevano un multivitaminico giornaliero erano meno propense all'infertilità per problemi di ovulazione; farlo solo alcune volte a settimana è stato associato a una diminuzione di un terzo del problema, e farlo tutti i giorni diminuiva il rischio ancora di più. I ricercatori hanno suggerito che questo fosse dovuto con molta probabilità all'acido folico e alle altre vitamine B.

Il collegamento tra l'uso dei multivitaminici e la fertilità era stato visto anche in precedenza, in studi più piccoli, nei quali i ricercatori avevano concluso che prendere un multivitaminico migliorasse la fertilità. Questi studi in doppio cieco hanno trovato una percentuale di gravidanza più alta nelle donne che prendevano un multivitaminico, rispetto a quelle che assumevano un placebo.

Una dieta con più folato aumenta anche i livelli di progesterone e riduce il rischio di problemi all'ovulazione. In uno studio, il 33% delle donne che assumevano più folato sintetico da cereali addizionati aveva una percentuale del 65% più bassa di disordini all'ovulazione, e livelli di progesterone più alti al momento necessario per una fertilità ottimale. I ricercatori ora credono che avere un livello di folato sufficiente sia critico per avere un'ovulazione normale.

Il folato e la qualità degli ovuli

Il folato sembra anche migliorare la qualità degli ovuli e la percentuale di successo della fecondazione in vitro. Le donne che prendono integratori di folato prima della fecondazione in vitro hanno anche ovuli di qualità più alta e una percentuale maggiore di ovuli maturi, rispetto a quelle che non prendono integratori. Misurando il livello di folato nei follicoli ovarici delle donne sottoposte a fecondazione in vitro, ricercatori olandesi hanno scoperto che le donne con un livello doppio di folato avevano una probabilità tre volte più alta di restare incinte.

Uno studio del 2016 di ricercatori della Oxford University ha scoperto anche che le donne con una mutazione nel gene di metabolismo del folato, il MTHFR, avevano una maggiore probabilità di avere embrioni con anomalie cromosomiche e impianti che non andassero a buon fine, e meno possibilità di restare incinte dopo la fecondazione in vitro[17] (queste mutazioni sono state anche associate da tempo con gli aborti spontanei ricorrenti).

Le mutazioni nel gene MTHFR sono anche note per l'interferenza con la trasformazione del folato nella forma biologicamente attiva, il metilfolato. Circa il 40% della popolazione ha una mutazione in una copia del gene, ma questo provoca solo una lieve riduzione nella capacità di elaborare il folato. Una mutazione di entrambe le copie del gene ha un impatto molto più significativo, e riduce l'attività dell'enzima fino al 70%. Queste doppie mutazioni in Brasile sono presenti in circa il 4% della popolazione; se volete sapere il vostro genotipo, il vostro medico può ordinarvi un'analisi del sangue per il MTHFR.

I medici in genere consigliano alle donne con la mutazione MTHFR di assumere una dose molto più alta di acido folico (1000-4000 mcg) per compensare l'efficienza ridotta della trasformazione di acido folico in metilfolato. Può però avere più senso scegliere un integratore prenatale con il folato già in forma di metilfolato (come le gelatine Smarty Pants, disponibili su Amazon.co.jp), o aggiungere un integratore di metilfolato (quale il Life Extension Optimized Folate da Amazon.co.jp, o il Solgar metafolin, da www.iherb.com).

Alcuni studi hanno trovato che nelle donne con le mutazioni MTHFR gli integratori di metilfolato sono molto più efficaci per alzare i livelli di folato nel sangue rispetto a quelli di acido folico[18]. Il metilfolato, però, in alcune persone ha effetti collaterali come dolori muscolari e cambiamenti d'umore; se avete una mutazione MTHFR e non tollerate il metilfolato, un'altra opzione è un integratore che contenga folato naturale, invece che acido folico sintetico. Questo riduce il problema dell'acido folico in eccesso che si accumula nell'organismo.

Le altre vitamine e la fertilità

Un tipico multivitaminico in genere contiene anche diverse altre vitamine che sono utili per la fertilità, motivo in più per sceglierlo al posto del solo integratore di acido folico. Ad esempio, un'altra vitamina che ha un ruolo importante nella qualità degli ovuli è la B12; dato che quest'ultima viene in genere ottenuta solo da fonti animali quali carne e latticini, i vegani in genere ne sono carenti. Nello stesso studio sulla fecondazione in vitro in cui si analizzava il ruolo del folato nelle donne olandesi, i ricercatori hanno scoperto che anche alti livelli di vitamina B12 sono associati a una migliore qualità degli embrioni. Questo può accadere perché la vitamina B12, come il folato, diminuisce l'omocisteina.

Un'altra specifica vitamina che può migliorare la fertilità è la B6; nel 2007, è stato pubblicato uno studio che ha mostrato come le donne con bassi livelli di vitamina B6 avevano minor possibilità di restare incinte e un maggior rischio di aborto spontaneo.

Tutta questa ricerca indica che prendere un multivitaminico prenatale che comprenda acido folico, vitamine B12 e B6 potrebbe rendervi più semplice il restare incinte e ridurre il rischio di aborto spontaneo e difetti di nascita.

Anche i minerali che si trovano nei multivitaminici sono importanti nel periodo prima della gravidanza; ad esempio lo zinco, il selenio e lo iodio sono necessari per il corretto funzionamento della tiroide, e questo influisce sulla fertilità perché una ghiandola tiroidea ipoattiva può sopprimere l'ovulazione e aumentare il rischio di aborto. Anche lo zinco e il selenio sono coinvolti nel sistema di difesa antiossidante, e quindi hanno un probabile ruolo nella qualità degli ovuli, come discuteremo nel prossimo capitolo.

Scegliere un multivitaminico prenatale

Se non riuscite a trovare un integratore specifico per le donne che cercano di restare incinte, in genere è accettabile anche un normale multivitaminico, ma se questo contiene solo 400 microgrammi di acido folico, valutate se integrarlo con un altro separato per questa sostanza, per portare il totale almeno a 800 microgrammi.

Dovreste anche controllare che l'integratore scelto contenga vitamine B6, B12, zinco e selenio.

Se quello che avete scelto vi dà problemi di stomaco, provate un'altra marca, finché non ne trovate uno che funzioni. Molte donne che hanno la nausea o altri problemi di digestione possono prendere gli integratori della Rainbow Light o della Vitamin Code senza problemi. I multivitaminici prenatali in genere danno meno problemi allo stomaco, se li assumete con del cibo o subito prima di andare a dormire.

Un'introduzione agli altri integratori

I prossimi capitoli descriveranno altri integratori specifici che si possono prendere, oltre al multivitaminico, per migliorare la qualità degli ovuli. Se non volete aggiungere più di un altro integratore, prendete il coenzima Q10 (CoQ10 in breve). Come spiegheremo nel prossimo capitolo, le ultime ricerche suggeriscono che il CoQ10 aumenta la qualità degli ovuli e degli embrioni aumentando la quantità di energia cellulare disponibile agli ovuli. La sicurezza del CoQ10 è stata stabilita in molti grandi studi clinici, ed è probabile che sia di aiuto per tutte le donne che cercano di concepire.

I capitoli successivi trattano anche di integratori aggiuntivi che possono migliorare la qualità degli ovuli nelle donne che cercano di concepire dopo i 35 anni, e in quelle che hanno storie di infertilità o di aborti spontanei.

Per avere una panoramica, il capitolo 6 sul CoQ10 e il capitolo 7 sugli antiossidanti e la melatonina sono in genere applicabili a tutte, anche se non dovreste prendere la melatonina a meno che non stiate cercando di fare la fecondazione in vitro. Il capitolo 8 sul mio-inositolo è più rilevante per le donne con la PCO, con l'ovulazione irregolare o una storia di aborti e resistenza all'insulina. Il capitolo 9 sulla DHEA è indicato per chi sta cercando di concepire con la fecondazione in vitro e ha una diagnosi di riserva ovarica scarsa o infertilità legata all'età. Il capitolo 10 tratta il perché i cosiddetti "integratori per la fertilità" quali il picnogenolo, la L-arginina e la pappa reale non siano consigliati per chi cerca di concepire.

Quando cominciare a prendere gli integratori e quando smettere

I tempi specifici dipendono dall'integratore e da quali siano le vostre preoccupazioni, quindi discutete del piano con il vostro medico. La strategia generale consigliata dalla maggior parte degli specialisti in fertilità è la seguente:

- Cominciate a prendere un multivitaminico prenatale il prima possibile, e continuate dopo la nascita del bambino fino a quando non smettete di allattare.
- Se state cercando di concepire in modo naturale, cominciate a prendere altri integratori come il coenzima Q10 o la vitamina E il prima possibile, e continuate finché non restate incinte.
- Se avete la PCO, si applicano gli stessi suggerimenti, ma il vostro medico potrebbe dirvi di continuare a prendere il mio-inositolo durante la gravidanza per evitare il diabete gestazionale.
- Se fate la fecondazione in vitro, cominciate tutti gli integratori almeno due o tre mesi prima che vi vengano prelevati gli ovuli, se possibile, e, a meno che il vostro medico non vi dica altrimenti, smettete di prenderli quando cominciate i farmaci per la stimolazione (in genere una o due settimane prima del prelievo). Chiedete al medico quando ricominciare a prendere il multivitaminico o se potete continuare durante la fase di stimolazione.
- Se il ciclo di fecondazione in vitro è programmato tra meno di tre mesi, forse c'è ancora un vantaggio a cominciare ora a prendere gli

integratori. Se non altro, possono aiutarvi a prepararvi per il prossimo ciclo, se questo non dovesse avere successo.

- Se avete una storia di aborti ricorrenti, prendete in considerazione la possibilità di prendere gli integratori per tre mesi prima di cercare di nuovo di concepire.

CAPITOLO 6

Dare energia agli ovuli con il coenzima Q10

Consigliato per:
Piani di base, intermedi e avanzati

IL COENZIMA Q10, o in breve CoQ10, è una piccola molecola che si trova in quasi tutte le cellule del corpo, compresi gli ovuli. Recenti ricerche scientifiche hanno rivelato quanto questa molecola sia importante per conservare la qualità degli ovuli e la loro fertilità. Oltre ad avere molti altri benefici, prendere un integratore di CoQ10 può prevenire il declino della qualità degli ovuli legato all'età, o anche annullarlo in parte.

Chiunque cerchi di concepire può avere benefici nell'aggiungere un integratore di CoQ10, ma questo è soprattutto utile se avete più di 35 anni, o se avete problemi di fertilità quali una riserva ovarica ridotta.

Cosa fa il CoQ10?

Il CoQ10 è stato per lungo tempo l'integratore preferito dei maratoneti e degli atleti olimpici, e viene anche consigliato per evitare il dolore muscolare associato con i farmaci per abbassare il colesterolo. Il CoQ10 ha anche mostrato alcune promesse iniziali in una serie di problemi medici importanti, ma la ricerca ha anche di recente suggerito un altro beneficio: il miglioramento della qualità degli ovuli.

Come fa una molecola così piccola ad avere un effetto così importante? Probabilmente è perché ha un ruolo fondamentale per l'energia nell'organismo: nei muscoli, nel cervello e negli ovuli in sviluppo. Il CoQ10 è infatti critico per la produzione dell'energia da parte delle centrali delle nostre cellule: i mitocondri.

Il CoQ10 agisce direttamente sui mitocondri per trasferire gli elettroni tra le molecole. In altre parole, è una parte vitale della "catena di trasporto degli elettroni" che genera energia elettrica (voltaggio) all'interno dei mitocondri. Questi poi sfruttano l'energia per produrne altra sotto forma di ATP. Le cellule infine usano l'ATP come carburante per qualsiasi processo biologico.

Il CoQ10 è anche un antiossidante che può riciclare la vitamina E e avere molti altri ruoli all'interno delle cellule, ma è quello che ha nei mitocondri che è il più interessante per la qualità degli ovuli.

Per comprendere come un integratore di CoQ10 possa migliorare la qualità degli ovuli dobbiamo prima capire come questa sia legata alla fornitura di energia, e perché questa energia sia compromessa negli ovuli delle donne più in là con l'età.

Energia per gli ovuli

Con l'età, i mitocondri si danneggiano e producono meno energia, come fossero centrali vecchie e rovinate. Si crede che questo declino nelle funzioni dei mitocondri abbia un ruolo chiave nel processo di invecchiamento, e si ha in tutto il corpo, ma in particolare negli ovuli. Alcuni studi hanno mostrato in modo specifico che negli ovuli di donne oltre i 40 anni i danni strutturali ai mitocondri sono molto più comuni. Gli ovuli che invecchiano accumulano anche danni genetici nei mitocondri, e anche il numero di questi ultimi nelle cellule follicolari che circondano ciascun ovulo diminuisce.

Come risultato di tutti questi danni, e forse anche della diminuzione dei livelli di CoQ10 con l'età, i mitocondri negli ovuli di donne più avanti con l'età creano meno energia, cioè meno ATP. L'incapacità di creare abbastanza ATP è un grosso problema per la qualità degli ovuli e anche uno dei principali effetti negativi dell'età.

Ma una diminuzione nel funzionamento dei mitocondri non è solo rilevante per il declino della qualità degli ovuli con l'età; ci sono prove di tale diminuzione nelle donne con invecchiamento prematuro delle ovaie, compresa una condizione nota come insufficienza ovarica primaria, e in quelle che rispondono con poca efficacia ai farmaci di stimolazione della fecondazione in vitro.

Un pioniere di questa ricerca, il dott. Jonathan Van Blerkom, ha suggerito per primo nel 1995 un legame tra i livelli di ATP in un ovulo e il suo potenziale di maturare correttamente e diventare un embrione di alta qualità. Questo è stato da allora confermato da diversi ricercatori che hanno dimostrato che la capacità di un ovulo di produrre un picco di ATP in uno specifico momento è critica per lo sviluppo dell'ovulo stesso.

Un'altra informazione che conferma la teoria che i mitocondri che non funzionano correttamente siano causa della scarsa qualità degli ovuli è il risultato del "transfer del citoplasma". Questa procedura sperimentale consiste nell'iniettare una piccola percentuale di un ovulo di una donatrice giovane, contenente mitocondri, in quello di una donna più anziana con una storia di infertilità, e "salva" gli ovuli di qualità bassa, migliorando anche lo sviluppo dell'embrione. Gli esperti credono che questo accada perché i mitocondri giovani possono supplire l'energia necessaria, che quelli più vecchi non riescono a produrre.

Usando questa procedura di transfer citoplasmico sono nati vari bambini, prima che venisse vietata per le incertezze sulla salute del fatto di avere due tipi di mitocondri nell'organismo, ma il suo successo nell'aiutare a restare incinte le donne con qualità degli ovuli scarsa indica che, se possiamo recuperare la funzione dei mitocondri negli ovuli, possiamo aumentare in modo significativo la qualità loro e degli embrioni.

Un altro filone di prove che conferma questa teoria è il successo di un nuovo trattamento per l'infertilità chiamato AUGMENT. In questa procedura, i medici ottengono i mitocondri dalle cellule precursori di un ovulo immaturo di una paziente sottoposta a fecondazione in vitro; questi mitocondri sono poi iniettati in un ovulo maturo per fornire energia allo stesso. Questo trattamento è ancora molto nuovo, ma per ora ha mostrato un aumento di 2-3 volte nelle percentuali di gravidanza.

Avere mitocondri che funzionino bene ora è considerato un ottimo segno di qualità degli ovuli. Secondo i principali ricercatori nel campo, la capacità di produrre energia quando necessario è l'unico fattore importante nel determinare la competenza degli ovuli e degli embrioni. Se un ovulo non può produrre energia quando necessario, è probabile che smetta di maturare o non si fecondi, e non è una sorpresa che i ricercatori abbiano dimostrato che sopprimere in modo artificiale le funzioni mitocondriali durante lo sviluppo dell'ovulo ha un grosso effetto negativo sulla sua maturazione e sulla vitalità dell'embrione.

C'è anche una quantità sempre crescente di prove dirette che la capacità di un ovulo di produrre energia quando necessario sia particolarmente importante per poter maturare con il corretto numero di cromosomi. Questo avviene perché il processo di separazione ed emissione dei cromosomi richiede molta energia. Gli scienziati hanno visto i mitocondri unirsi e produrre un picco improvviso di ATP nel momento e nel luogo necessari per formare la struttura che separa i cromosomi.

Se un ovulo non ha energia sufficiente per organizzare i cromosomi e separarli per poterli espellere, può finire con un numero di copie non corretto, e diventerà un embrione con pochissime possibilità di sopravvivere.

Proprio come ci aspetteremmo, la ricerca ha dimostrato che gli embrioni umani con mitocondri non funzionanti hanno una maggiore probabilità di elaborare i cromosomi in modo non corretto e distribuirli in modo caotico. Inoltre, altre ricerche hanno mostrato che se si danneggiano intenzionalmente i mitocondri negli ovuli dei topi, il livello di ATP scende, e la separazione dei cromosomi avviene in modo non corretto.

Come discusso nei capitoli precedenti, gli errori nel numero di copie dei cromosomi sono la causa principale del fatto che gli embrioni non sopravvivano alla prima settimana, del mancato impianto e degli aborti precoci. Gli errori nei cromosomi diventano molto più comuni oltre i 35 anni e lo sono anche nelle persone con una storia di infertilità o di aborti spontanei ripetuti. La produzione subottimale di energia da parte dei mitocondri può quindi contribuire in modo diretto all'infertilità, al fallimento dei cicli di fecondazione in vitro e agli aborti nelle prime fasi di gravidanza, dato che genera errori di segregazione dei cromosomi negli ovuli.

Ma la fornitura di energia non è importante solo per l'elaborazione corretta dei cromosomi, è anche il carburante per l'embrione che deve crescere. Problemi di produzione di energia in un ovulo si possono manifestare più tardi nello sviluppo embrionale, perché serve l'ATP per tutto il lavoro che un embrione deve fare per crescere fino allo stadio di blastocisti e impiantarsi in modo corretto. Mitocondri che non funzionino possono essere specialmente problematici nelle prime fasi dello sviluppo dell'embrione.

Il CoQ10 per migliorare la qualità degli ovuli

Viste tutte le conoscenze scientifiche sull'importanza del funzionamento corretto dei mitocondri per la qualità degli ovuli e degli embrioni, è ragionevole che qualsiasi cosa possiamo fare per migliorare le funzioni mitocondriali e aiutare gli ovuli a produrre più energia abbia un effetto positivo sulla qualità degli ovuli e sulla vitalità degli embrioni. La ricerca suggerisce che il CoQ10 faccia proprio questo.

Come spiegato dal dott. Yaakov Bentov, uno specialista in fertilità pioniere dell'uso di CoQ10 per aumentare la qualità degli ovuli: "Il nostro pensiero è che non sia l'ovulo a essere diverso nelle donne avanti con l'età, ma la sua capacità di produrre il tipo di energia necessaria per completare tutti i processi per la maturazione e la fecondazione. È per questo che consigliamo a tutte le donne di prendere integratori come il coenzima Q10."

La ragione per l'uso così diffuso del CoQ10 sotto forma di integratori e del suo studio contro una vasta gamma di malattie è che aumenta le funzioni mitocondriali. Molti studi hanno dimostrato che aggiungere CoQ10 a cellule fatte crescere in laboratorio migliora la produzione di ATP, e che protegge i mitocondri dal danneggiamento.

Se il CoQ10 può fare la stessa cosa negli ovuli e aumentare l'ATP da usare per dare energia allo sviluppo dell'ovulo, ci si può aspettare che eviti errori nei cromosomi e migliori la vitalità dell'ovulo e dell'embrione. Anche se questo effetto non è stato provato in modo definitivo in grandi studi clinici, la ricerca attuale indica che può migliorare la qualità degli ovuli, proprio come previsto.

Uno dei primi studi sul CoQ10 e la qualità degli ovuli ha trovato che aggiungere CoQ10 agli ovuli di mucche cresciuti in laboratorio ha raddoppiato la percentuale di ovuli che hanno superato i primi cinque giorni, e che ha aumentato anche la quantità di ATP trovata negli embrioni.

Più di recente, il dott. Bentov e i suoi colleghi a Toronto hanno portato avanti uno studio su come il CoQ10 possa aumentare la qualità degli ovuli; per prima cosa hanno scoperto che i livelli di CoQ10 nelle cellule che circondano gli ovuli di topo diminuisce con l'età. Questa scoperta ha portato il gruppo a ipotizzare che dare integratori di CoQ10 ai topi più vecchi avrebbe potuto rallentare o anche invertire l'effetto dell'invecchiamento sulla qualità degli ovuli, e rendere quelli dei topi più vecchi simili a quelli di topi più giovani.

Per investigare il problema, il gruppo ha somministrato CoQ10 a topi di un anno (l'equivalente di donne di quasi 50 anni) e ha trovato non solo un aumento significativo nella produzione di ATP, ma, proprio come sperato, un aumento nell'ovulazione dopo la stimolazione con ormoni. I ricercatori hanno concluso che "somministrare nutrienti mitocondriali quali il CoQ10 può portare a un miglioramento nella qualità degli ovuli e degli embrioni, e nei risultati di una gravidanza."

Come ulteriore prova del ruolo del CoQ10 nella qualità degli ovuli, ricercatori italiani hanno trovato livelli più alti di questa molecola nei follicoli ovarici contenenti ovuli di buona qualità. Questo è stato trovato analizzando i livelli di CoQ10 nel fluido dei follicoli ovarici di 20 donne sottoposte a fecondazione in vitro. I ricercatori hanno trovato livelli più alti di CoQ10 nei follicoli contenenti ovuli maturi e ovuli che hanno generato embrioni di alta qualità.

I ricercatori ora credono che trattare le donne con integratori di CoQ10 prima di un ciclo di fecondazione in vitro possa aumentare l'attività dei mitocondri e quindi il numero e la qualità degli ovuli. C'è però un dettaglio importante da considerare: gli ovuli hanno bisogno di tre-quattro mesi per svilupparsi, e al CoQ10 servono varie settimane o mesi per accumularsi nei tessuti, quindi ci possono volere fino a quattro-sei mesi di trattamento prima del ciclo di fecondazione in vitro per fare una differenza significativa nelle percentuali di successo. Per questo, meglio cominciare ad assumere CoQ10 prima possibile, se state cercando di concepire.

Fonti di CoQ10

Il CoQ10 viene generato in quasi tutte le cellule del corpo, quindi tecnicamente non è una vitamina, e non dobbiamo ottenerlo dal cibo, ma, con l'età, l'organismo potrebbe non riuscire a produrne abbastanza per le richieste di energia cellulare del corpo.

Alcuni cibi contengono una quantità notevole di CoQ10, come il pesce azzurro, la carne e il pollame, ma degli studi hanno dimostrato che aumentare la quantità assunta di questi cibi non fa molta differenza nei livelli di CoQ10; questo probabilmente avviene perché anche i cibi con livello più alto, come il pesce azzurro, in realtà non ne contengono molto. Dovreste mangiare più di un chilo di sardine al giorno per assumere la stessa quantità di CoQ10 che si trova in una normale dose di integratore, quindi per aumentare la qualità degli ovuli quest'ultimo è l'unico approccio efficace.

Integratori di CoQ10

Prima di parlare di quanto CoQ10 prendere e quando, è importante capire le due forme di questo integratore per assicurarsi di prendere quella giusta. Le due forme si trovano entrambe nell'organismo, e l'unica differenza sta in un paio di elettroni, ma sono molto importanti. La forma standard negli integratori si chiama **ubiquinone**; non è molto solubile, quindi non viene assorbita bene. Nell'organismo, l'ubiquinone viene convertito (parlando in termini chimici, "ridotto") nella seconda forma di CoQ10 che diventa un antiossidante attivo. Questa seconda forma si chiama **ubiquinolo**. Più del 95% del CoQ10 in circolazione è la forma ridotta di ubiquinolo, ed è questa quella da acquistare, perché viene assorbita con maggiore facilità.

Anche se da molti anni si sa che la forma tradizionale, l'ubiquinone, non viene assorbita bene, gli integratori di ubiquinolo sono stati introdotti solo nel 2006, perché i produttori avevano difficoltà a mantenere stabile questa forma in un integratore.

Un'azienda giapponese, la Kaneka, ha risolto questo problema, e produce la maggior parte dell'ubiquinolo usato negli integratori. Questo ingrediente attivo poi viene formulato e confezionato in modo diverso da varie marche, la maggior parte delle quali indicano KanekaQH sull'etichetta. Alcune tra le marche migliori sono Jarrow, Doctor's Best, e Life Extension (tutte disponibili su Amazon.co.jp).

Se trovate un'etichetta che indica "CoQ10" senza altre informazioni, probabilmente si tratta di ubiquinone, che si assorbe male, perché l'ubiquinolo è più costoso da produrre. Dovreste cercare sull'etichetta la parola "ubiquinolo", o "forma attiva antiossidante", o "forma ridotta". Questi integratori saranno più costosi del tradizionale CoQ10, ma il loro valore è più alto, perché ne potete prendere una dose minore e assorbire comunque più ingrediente attivo.

Un'altra opzione, anche se non buona quanto l'ubiquinolo, è scegliere una formulazione speciale dell'ubiquinone progettata per essere assorbita meglio. Le aziende hanno fatto molti sforzi per far funzionare questo tipo di integratori, perché sono molto meno costosi da produrre, e sono state sviluppate varie soluzioni per aumentare l'assorbimento dell'ubiquinone, come sospenderlo in minuscole goccioline.

Degli studi hanno mostrato che alcune di queste formulazioni vengono assorbite molto meglio dei tradizionali integratori di ubiquinone, ma non ci sono vantaggi tranne il costo minore, quindi probabilmente l'ubiquinolo è la scelta migliore.

Sicurezza ed effetti collaterali

Dato che il CoQ10 promette di trattare una gamma di malattie legate alla ridotta funzione mitocondriale, è stato ampiamente studiato in grandi studi clinici. Come parte di questi studi a doppio cieco con il placebo, sono state osservate migliaia di persone che hanno assunto CoQ10 sotto forma di ubiquinone ad alte dosi per molti anni, e non sono stati osservati problemi per la salute, anche a dosi di 3000 mg/giorno. Al momento della stesura di questo libro, gli unici effetti collaterali significativi riportati negli studi clinici sono stati problemi gastrointestinali in un numero limitato di pazienti.

Anche se nella maggior parte degli studi si è usato l'ubiquinone, ci sono studi più piccoli che dimostrano che anche la forma di ubiquinolo, che si assorbe meglio, è sicura.

Un altro possibile effetto del CoQ10 di cui essere consapevoli è che aumenta il controllo dello zucchero sanguigno nelle persone con diabete di tipo 2, anche se gli studi su questo punto non sono tutti coerenti. Se avete il diabete, è una buona idea parlarne con il vostro medico, perché assumere il CoQ10 potrebbe permettere di ridurre i medicinali per questa malattia.

Dosaggio

Le donne esaminate negli studi clinici sul CoQ10 e sulla qualità delle uova hanno preso una dose giornaliera di 600 mg di CoQ10 tradizionale, che è equivalente a circa 200-300 mg di ubiquinolo. Gli studi clinici erano mirati a donne dai 35 ai 43 anni con precedenti tentativi falliti di fecondazione in vitro, quindi se non avete gli stessi problemi una dose minore, di 100 mg di ubiquinolo, è probabilmente sufficiente. Dovreste parlare con il vostro medico della dose giusta per voi, ma per farvi alcuni esempi tipici:

- Piano di fertilità di base: 100 mg di ubiquinolo (o 200 mg di ubiquinone)

- Piano di fertilità intermedio: 200 mg di ubiquinolo (o 400 mg di ubiquinone)

- Piano di fertilità avanzato: 300 mg di ubiquinolo (o 600 mg di ubiquinone)

Il CoQ10 viene anche meglio assorbito se lo si prende durante i pasti, e i medici consigliano di farlo a colazione perché la sera potrebbe darvi troppa energia e tenervi sveglie.

Potrebbe essere necessario assumere CoQ10 per almeno quattro mesi per avere un effetto significativo sulla probabilità di concepimento, ma è probabile che prenderlo anche per meno tempo possa dare effetti positivi.

Conclusioni

Viste le informazioni che abbiamo sul fatto che il CoQ10 aumenta la produzione di energia nei mitocondri, su quanto sia importante questa energia per gli ovuli e lo sviluppo dell'embrione e quanto sia sicuro il CoQ10, il fatto che si trovi naturalmente nel fluido follicolare che circonda gli ovuli di buona qualità, e che aumenta la qualità degli ovuli e degli embrioni negli animali e in studi di laboratorio, le prove suggeriscono che valga la pena assumere il CoQ10 anche prima che si abbia una prova più chiara da uno studio clinico a larga scala sulle persone.

CAPITOLO 7

La melatonina e altri antiossidanti

Consigliato per:
Piani intermedi e avanzati

SI PENSA CHE gli antiossidanti abbiano un ruolo vitale nella qualità degli ovuli e li proteggano da una condizione nota come stress ossidativo. Anche se i follicoli ovarici contengono molte vitamine ed enzimi antiossidanti, il loro livello spesso è minore nelle donne con infertilità inspiegata, PCO o infertilità legata all'età.

Se siete giovani e in salute, senza problemi di fertilità, un multivitaminico prenatale e una dieta adeguata (ne parleremo nel capitolo 11) vi daranno tutti gli antiossidanti che vi servono; ma se avete 35 anni o più, avete la PCO o l'infertilità inspiegata, o vi state preparando per la fecondazione in vitro, potreste avere bisogno di un integratore aggiuntivo di antiossidanti per ottimizzare la qualità degli ovuli.

Cosa sono gli antiossidanti?

È da molto tempo che si conosce il ruolo degli antiossidanti nella fertilità; il nome chimico della vitamina E, tocoferolo, infatti, viene dal greco "tocos", che vuol dire "nascita dei bambini", e "fero" che vuol dire "portare avanti"; ma la vitamina E è solo uno dei molti antiossidanti coinvolti nella fertilità.

Per iniziare è utile spiegare alcuni termini: "antiossidante" si riferisce a una molecola che neutralizza le molecole di ossigeno reattivo. Le molecole di ossigeno reattivo vengono formate durante il metabolismo e comprendono i "radicali liberi", che sono particolarmente reattivi perché ciascuna molecola di ossigeno ha un elettrone spaiato. Il problema con le molecole di ossigeno reattivo, come i radicali liberi, è che quando reagiscono con altre molecole provocano ossidazione.

Il processo di ossidazione si può vedere nella vita di tutti i giorni, ad esempio quando un metallo si arrugginisce o l'argento si ossida. Nelle cellule avvengono processi chimici simili; se non si tiene sotto controllo, l'ossidazione può danneggiare il DNA, le proteine, i lipidi, le membrane cellulari e i mitocondri. Ma è qui che vengono in nostro aiuto gli antiossidanti, che possono essere considerati delle protezioni contro questa reazione chimica di ossidazione, come il succo di limone evita che le mele anneriscano.

Dato che gli ossidanti possono creare danni cellulari, ciascuna cellula ha delle difese antiossidanti, tra cui enzimi prodotti con lo scopo specifico di neutralizzare i radicali liberi. Altre componenti importanti del sistema di difesa sono le vitamine A, C ed E; tutti questi antiossidanti si trovano negli ovuli in sviluppo, e hanno un ruolo nell'evitare il danno ossidativo.

Come agiscono gli antiossidanti sulla qualità degli ovuli?

Con l'età, il danno ossidativo provoca sempre più problemi per gli ovuli; in parte ciò è dovuto a un sistema di difesa degli enzimi antiossidanti che negli ovuli avanti con l'età diventa più debole. Negli ovuli provenienti da donne più anziane, i ricercatori hanno visto una produzione ridotta di enzimi antiossidanti, il che lascia più molecole ossidanti libere di causare danni. Sfortunatamente, gli ovuli di donne più anziane producono anche più molecole ossidanti, perché i mitocondri "perdono" elettroni quando si danneggiano, e quindi creano molecole ossidanti reattive.

I mitocondri, le piccole centrali energetiche delle cellule dell'organismo, sono una delle maggiori fonti di molecole di ossigeno reattivo, e anche una loro grande vittima. I mitocondri sono particolarmente sensibili al danno ossidativo e rilasciano più ossidanti quando si danneggiano, cosa che porta a un circolo vizioso che provoca più danno e più radicali liberi.

Tutto questo danno ossidativo ai mitocondri riduce la loro capacità di produrre energia cellulare sotto forma di ATP, energia che è importantissima per lo sviluppo dell'ovulo e per la vitalità dell'embrione. Il danno ossidativo ai mitocondri ora viene considerato uno dei modi principali in cui diminuisce la qualità degli ovuli.

Questo danno ossidativo non è limitato agli ovuli provenienti da donne avanti con l'età, ma i ricercatori hanno trovato livelli ridotti di enzimi antiossidanti e più alti di molecole di ossigeno reattivo anche nelle donne con infertilità inspiegata. In un recente studio, il 70% delle donne con insufficienza ovarica prematura inspiegata avevano alti livelli di ossidazione. Anche negli ovuli di topi giovani, lo stress ossidativo diminuisce la produzione di energia e destabilizza l'elaborazione dei cromosomi.

Inoltre, un livello più alto di stress ossidativo è stato riscontrato anche nelle donne con storia di PCO, endometriosi, aborti spontanei e preeclampsia. Con l'eccezione della PCO, non si sa ancora cosa causi lo stress ossidativo in queste condizioni, e il suo ruolo preciso nell'endometriosi resta controverso.

Nelle donne con la PCO, si hanno spesso anche resistenza all'insulina e alti livelli di zucchero nel sangue. Come risultato, il corpo produce più molecole di ossigeno reattivo, che aumentano lo stress ossidativo. Per la stessa ragione, controllare lo zucchero nel sangue attraverso la dieta, come verrà discusso nel capitolo 11, è di molto aiuto nel limitare lo stress ossidativo alla fonte.

Ad aggiungersi a questo problema di maggior livello di ossidanti nella PCO c'è il fatto che questa è associata anche a un declino nell'attività antiossidante. Come risultato di queste due cose, le donne con la PCO hanno livelli più alti di ossidazione, e si pensa che questo danneggi i mitocondri e l'elaborazione dei cromosomi. Nella PCO, quindi, la bassa qualità degli ovuli come risultato dello stress ossidativo è probabilmente uno dei principali problemi per la fertilità.

La ricerca scientifica è anche chiara sul fatto che gli ovuli e gli embrioni di donne più anziane o con problemi di fertilità hanno un sistema di difesa antiossidante ridotto, e sono più sensibili al danno ossidativo. Si crede che il danno ossidativo danneggi i mitocondri, la produzione di energia e la qualità degli ovuli.

Per fortuna, gli antiossidanti possono prevenire parte di questi danni. Questa idea non è priva di controversie; uno studio riepilogativo di un grosso corpo di ricerche precedenti ha concluso che non ci sono prove del fatto che gli integratori di antiossidanti aumentino la percentuale di nati vivi. Da quello studio, però, pubblicato nell'agosto 2013, sono emerse altre prove del ruolo importante degli antiossidanti nella fertilità.

Ad esempio, i ricercatori hanno scoperto che le donne con livelli più alti di antiossidanti totali durante i cicli di fecondazione in vitro hanno una probabilità maggiore di restare incinte. Più di recente, un grosso studio su donne sottoposte a trattamenti per la fertilità a Boston e ad Harvard ha concluso che l'uso di integratori antiossidanti è legato a un minore tempo totale per restare incinte. Anche se c'è molto ancora da studiare, e i risultati sono finora controversi, la bilancia delle prove attuali suggerisce che avere difese antiossidanti forti può proteggere gli ovuli e aumentare la fertilità.

Quando si arriva a determinare quali specifici integratori antiossidanti siano più utili per la fertilità, le ricerche iniziali sulle vitamine C ed E, l'acido alfa-lipoico e la N-acetilcisteina sono incoraggianti ma non definitive. Per un antiossidante, però, un sempre crescente corpo di studi mostra in modo consistente l'effetto positivo sulla qualità degli ovuli; questo antiossidante è la melatonina.

La melatonina

La melatonina è un ormone secreto di notte da una piccola ghiandola dentro al cervello, la ghiandola pineale. Forse lo conoscete come aiuto naturale per il sonno; viene usata per questo scopo perché regola il ritmo circadiano, dicendo al corpo di andare a dormire di notte e svegliarsi la mattina. È così importante nella regolazione del sonno che l'esposizione alla luce solare di notte, che sopprime la produzione di melatonina nel cervello, può compromettere la qualità del sonno e causare insonnia.

La melatonina però non è solo un regolatore del sonno, ma è anche coinvolta nella fertilità. In alcune specie, serve per regolare la fertilità stagionale per assicurarsi che gli agnelli, i vitelli e altri animali nascano in primavera. La melatonina ha anche un ruolo molto importante nella fertilità umana.

Un indizio di tale importanza è che se ne trovano alti livelli nel fluido dei follicoli ovarici, e che la quantità di melatonina trovatavi aumenta con la crescita dei follicoli. Questo è stato osservato in donne sottoposte a fecondazione in vitro, dove sono stati trovati livelli più alti di melatonina nei follicoli grandi e sviluppati più che in quelli piccoli. I ricercatori hanno suggerito che i livelli aumentati di melatonina con la crescita dei follicoli abbiano un ruolo importante per l'ovulazione.

La melatonina e la fertilità

Cosa esattamente faccia la melatonina nelle ovaie non si è ancora capito appieno; storicamente è stata considerata una molecola che trasporta messaggi ormonali e funziona legando specifici recettori e quindi inviando messaggi alle cellule. In altre parole, si pensava fosse una molecola che comunicasse soltanto, e che non avesse un effetto biologico proprio. Nel 1993, però, è stato scoperto che la melatonina è anche un potente antiossidante che neutralizza direttamente i radicali liberi, cosa che in seguito è stata confermata da molti studi diversi. In un certo senso, la melatonina è un antiossidante anche più potente delle vitamine C ed E.

Sfortunatamente, i livelli di melatonina diminuiscono con l'età, e quindi le ovaie perdono la loro naturale protezione contro lo stress ossidativo. Questo può essere un fattore dell'infertilità legata all'età, ma può essere modificato: gli scienziati hanno scoperto che prendere un integratore di melatonina può ripristinare le difese antiossidanti all'interno degli ovuli e migliorarne la qualità.

La storia della melatonina e della qualità degli ovuli comincia in laboratorio, dove si è visto che ovuli di topo cresciuti in presenza del potente ossidante perossido di idrogeno non potevano svilupparsi in modo corretto; quando però si aggiungeva la melatonina, l'effetto negativo del perossido di idrogeno veniva bloccato. Questa intrigante scoperta ha suggerito che la melatonina agisse come protezione contro lo stress ossidativo, facendo partire ulteriori ricerche.

Successivi studi di laboratorio hanno scoperto che la melatonina ha questo effetto protettivo anche in assenza di un agente ossidante aggiunto. Ad esempio, in ovuli di maiale coltivati in laboratorio, quelli a cui veniva aggiunta melatonina avevano una possibilità maggiore di maturare e livelli più bassi di molecole di ossigeno reattivo.

La melatonina ha effetti benefici non solo sugli ovuli, ma anche sugli embrioni. Embrioni di topo coltivati in laboratorio con la melatonina hanno mostrato una percentuale più alta di formazione di embrioni allo stadio di blastocisti; la melatonina ha migliorato anche lo sviluppo di embrioni di maiale e di vitello, e i ricercatori hanno determinato che almeno in parte questo era dovuto alla sua azione antiossidante.

Tutti questi studi hanno portato i medici a credere che la melatonina possa migliorare anche la qualità degli ovuli e degli embrioni nelle donne sottoposte a fecondazione in vitro; così sono cominciati i test clinici. In uno dei primi studi sull'effetto della melatonina sulle donne sottoposte a fecondazione in vitro, i ricercatori hanno scoperto che questa diminuiva i livelli di stress ossidativo e di danno ossidativo alle cellule nei follicoli ovarici, una scoperta molto promettente.

I ricercatori hanno scoperto anche che la melatonina non solo riduce lo stress ossidativo, ma aumenta anche la qualità degli ovuli e degli embrioni. In uno studio guidato dal dott. Hiroshi Tamura, a nove donne è stata somministrata melatonina dall'inizio di un ciclo di fecondazione in vitro, e la loro qualità delle uova è stata paragonata con quella del ciclo precedente della stessa donna. Dopo il trattamento con la melatonina c'è stato un notevole miglioramento, con una media del 65% di ovuli che hanno prodotto embrioni di buona qualità, rispetto al 27% del ciclo precedente.

Il passo successivo è stato di investigare l'impatto della melatonina sull'effettiva percentuale di gravidanza nella fecondazione in vitro, per vedere se davvero aumentasse la probabilità di restare incinta. A questo scopo, il dott. Tamura e un gruppo di medici giapponesi hanno fatto uno studio clinico all'avanguardia, su 115 donne che avevano fallito un ciclo di fecondazione in vitro e avevano una bassa percentuale di fecondazione. Prima di sottoporsi a un altro ciclo, a metà delle donne è stata data la melatonina; in queste, la percentuale di fecondazione è stata molto più alta che nel ciclo precedente, e quasi il 20% delle donne trattate con melatonina sono rimaste incinte.

All'opposto, quelle a cui non è stata data la melatonina hanno avuto la stessa percentuale di fecondazione del ciclo precedente, e solo il 10% sono rimaste incinte. Questi risultati dimostrano che la melatonina aumenta la percentuale di fecondazione e quasi raddoppia la probabilità di restare incinte con la fecondazione in vitro.

Il dott. Tamura ha annotato: "Il nostro studio rappresenta la prima applicazione clinica del trattamento con melatonina delle pazienti non fertili. Il lavoro deve essere confermato, ma crediamo che questo trattamento diventerà un'opzione significativa per migliorare la qualità degli ovociti nelle donne che non riescono a restare incinte per la loro scarsa qualità."

In uno studio simile, stavolta in Italia, i medici hanno scoperto che assumere un integratore giornaliero di melatonina prima della fecondazione in vitro aumenta la proporzione di ovuli maturi rispetto a quelli non maturi, e porta a un numero più alto di embrioni di alta qualità.

Questi studi insieme mostrano come la melatonina possa essere molto utile per le donne sottoposte a fecondazione in vitro che hanno avuto cicli falliti per una scarsa qualità degli ovuli.

Sfortunatamente, non è una buona idea prendere un integratore di melatonina se state cercando di concepire in modo naturale, perché questa può avere un ruolo diretto nel regolare la produzione degli ormoni che controllano il ciclo di ovulazione; un integratore di melatonina può quindi danneggiare il naturale equilibrio degli ormoni e interferire con l'ovulazione.

Nel contesto della fecondazione in vitro un tale problema

non esiste, perché per regolare il ciclo vengono somministrate forti dosi di ormoni, e l'ovulazione non deve essere gestita dai livelli naturali. Per le donne che stanno per essere sottoposte a un ciclo di fecondazione in vitro, la melatonina è tanto utile per la qualità degli ovuli che eventuali effetti collaterali sugli ormoni non sono considerati rilevanti, mentre per le donne che cercano di concepire in modo naturale è vero l'opposto, e interrompere l'ovulazione è un prezzo troppo alto da pagare per avere una qualità più alta degli ovuli.

Se state cercando di concepire senza la fecondazione in vitro, un approccio possibile dei vantaggi della melatonina senza il rischio di interrompere l'ovulazione è ripristinare i suoi livelli normali attraverso l'esposizione alla luce. Ad esempio, andare a fare una passeggiata fuori la mattina presto può aiutare, perché più di una o due ore di luce solare forte durante il giorno aumentano i livelli di melatonina la notte. All'opposto, la luce forte di notte può sopprimere in modo artificiale i livelli di melatonina, quindi è meglio usare luci soffuse ed evitare di stare davanti allo schermo una o due ore prima di andare a dormire.

Ci sono anche alcuni cibi che contengono piccole dosi di melatonina, tra cui le amarene. Il modo più facile di sfruttare questa fonte naturale di melatonina è bere succo di amarene di notte. La concentrazione più alta si trova nella varietà Montmorency, di cui si trova il succo in vendita online. Altri cibi che contengono piccole dosi di melatonina sono l'orzo e le noci, ma se vi state preparando a un ciclo di fecondazione in vitro, il modo più facile di ottenerne abbastanza da massimizzare la qualità degli ovuli è prendere un integratore.

Prendere un integratore di melatonina

Le cliniche per la fertilità che si tengono aggiornate sulla ricerca ora consigliano di routine integratori di melatonina alle donne che si preparano a cicli di fecondazione in vitro, in particolare quando la scarsa qualità degli ovuli è uno dei problemi.

La dose di melatonina usata negli studi clinici sulla qualità degli ovuli nella fecondazione in vitro è di 3 mg prima di andare a letto, a cominciare dall'inizio del ciclo, tipicamente quando si comincia un antagonista del GnRH come il Lupron. Gli integratori di melatonina possono causare sonnolenza, vertigini e irritabilità, e possono peggiorare la depressione. Se questi effetti collaterali vi preoccupano, probabilmente è meglio passare a una dose più bassa.

Altri antiossidanti che aiutano la fertilità

Se state cercando di concepire senza la fecondazione in vitro e quindi la melatonina non è un integratore adatto a voi, esistono altri antiossidanti che possono dare benefici simili. Anche se per questi ultimi non esistono prove altrettanto chiare che dimostrano la loro capacità di migliorare la qualità degli ovuli, vale la pena valutare se aggiungerne al proprio regime di integratori. Se vi state preparando per la fecondazione in vitro, questi altri antiossidanti possono essere aggiunti alla melatonina se siete particolarmente preoccupate della qualità dei vostri ovuli.

Vitamina E

La vitamina E è un antiossidante liposolubile che si trova nella frutta secca, nei semi e nell'olio. La ricerca preliminare sugli animali e l'uomo suggerisce che possa avere un effetto benefico sulla qualità degli ovuli. Uno degli studi più interessanti nello studio sull'uomo è quello che ha confrontato la capacità della vitamina E e della melatonina di ridurre il danno da radicali liberi nei follicoli ovarici; i ricercatori hanno trovato che entrambi gli integratori sono efficaci, anche se è necessaria una dose di vitamina E 200 volte più alta per lo stesso livello di protezione contro i radicali liberi, cioè 600 mg di vitamina E hanno lo stesso effetto di 3 mg di melatonina.

In questo studio è stata usata un'alta dose di vitamina E, circa il doppio della dose massima giornaliera consigliata. Per spiegarlo in termini pratici, gli integratori di vitamina E sono spesso etichettati con "UI" per unità internazionali, e 600 mg corrispondono a 900 UI. Un normale multivitaminico prenatale contiene dalle 30 alle 60 UI, e un normale integratore di vitamina E ne contiene 400.

Anche se la vitamina E viene in genere considerata sicura, la European Food Safety Authority ha indicato che gli adulti non debbano assumerne più di 300 mg al giorno, che corrispondono a 450 UI.

Il Colorado Center for Reproductive Medicine (CCRM), la clinica per la fecondazione in vitro più importante degli Stati Uniti, consiglia che le donne che si stanno preparando alla fecondazione in vitro prendano 200 UI di vitamina E perché "studi suggeriscono che 400 UI non diano un effetto benefico alla salute complessiva." Il CCRM avvisa anche che la vitamina E non deve essere usata dalle persone che prendono anche l'aspirina, perché si somma all'effetto anticoagulante di quest'ultima.

Anche se gli integratori di vitamina E da soli possono non

essere sufficienti a migliorare di molto la qualità degli ovuli, anche un effetto piccolo è d'aiuto.

Uno studio pubblicato nel 2014 dalla dott.ssa Elizabeth Ruder e dai suoi colleghi aggiungono un'altra informazione alla visione che gli integratori di vitamina E siano particolarmente utili per le donne con infertilità inspiegata; lo studio ha coinvolto oltre 400 donne con questa condizione che stavano cercando di concepire con la IUI e la fecondazione in vitro. I ricercatori hanno scoperto che nelle donne che hanno superato i 35 anni, un'assunzione maggiore di vitamina E attraverso integratori è legata a un minor tempo per restare incinte.

Anche se sono necessarie ulteriori ricerche, gli esperti ora credono che la vitamina E possa compensare in parte il declino nei livelli di antiossidante che si ha naturalmente con l'età. Se decidete di prendere un integratore di vitamina E oltre alla piccola quantità presente nel multivitaminico prenatale, è meglio sbagliare per difetto e cercarne uno che non contenga più di 200 UI.

Vitamina C

La vitamina C è un antiossidante idrosolubile che si trova in natura in grande quantità nei follicoli ovarici. Nei topi più vecchi, sia la vitamina C che la E prevengono almeno in parte il declino delle funzioni ovariche legato all'età. Un derivato della vitamina C ha anche migliorato la qualità degli embrioni di maiale in uno studio di laboratorio. Negli studi sull'uomo, però, le prove che gli integratori di vitamina C migliorino la fertilità femminile sono ancora poche.

Uno dei pochi studi che hanno dato risultati positivi per l'uso degli integratori di vitamina C è lo stesso descritto per la vitamina E; oltre a investigare il valore degli integratori di vitamina E, lo studio ha anche analizzato quelli di vitamina C nelle donne con infertilità inspiegata.

I ricercatori hanno scoperto che, almeno per le donne di peso normale e per quelle sotto i 35 anni, un'assunzione maggiore di vitamina C da integratori è associata a un tempo minore per restare incinte. Questo non vuol dire che la vitamina C sia meno utile per le donne più anziane o sovrappeso, ma che non è stato possibile vederne l'effetto nello studio, forse perché la dose era troppo bassa per questi gruppi. I ricercatori hanno spiegato che nelle donne sovrappeso e in quelle con età maggiore, l'assunzione di vitamina C probabilmente non era sufficiente per compensare i livelli di ossidazione già alti.

Se scegliete di prendere un integratore di vitamina C, il CCRM ne consiglia una dose di 500 mg.

Acido alfa-lipoico

L'acido alfa-lipoico è un altro integratore con proprietà antiossidanti ormai ben definite, e quindi può dare benefici alla qualità degli ovuli. Viene prodotto in modo naturale dall'organismo e ha la rara capacità di essere sia idrosolubile che liposolubile. Invece, la vitamina C è idrosolubile e la Vitamina E liposolubile, quindi entrambe sono più limitate in questo senso.

L'acido alfa-lipoico è anche un integratore promettente, perché viene trovato in natura nei mitocondri, dove coadiuva la produzione di energia. Studi su animali hanno trovato che l'acido alfa-lipoico può proteggere i mitocondri dagli effetti dell'invecchiamento. Quando le persone prendono gli integratori di acido alfa-lipoico, il livello di antiossidanti totali nel sangue aumenta in modo significativo, e c'è un aumento anche nell'attività degli enzimi antiossidanti.

Ci sono anche alcune prove che l'acido alfa-lipoico migliori la fertilità. Ad esempio, studi di laboratorio hanno trovato che questo antiossidante può migliorare la maturazione degli ovuli e la vitalità degli embrioni.

Gli specialisti di fertilità di Toronto che hanno condotto l'innovativa ricerca sul CoQ10 hanno studiato anche la capacità dell'acido alfa-lipoico di aumentare il numero e la qualità degli ovuli. Hanno dato ai topi integratori di CoQ10 o di acido alfa-lipoico per provare l'ipotesi che entrambi i composti siano antiossidanti che dovrebbero migliorare le funzioni dei mitocondri e quindi aumentare la qualità degli ovuli; pensavano che entrambi sarebbero stati d'aiuto, perché non sono solo antiossidanti, ma partecipano anche in modo diretto all'attività dei mitocondri.

Anche se questa ricerca ha scoperto che il CoQ10 migliora il numero e la qualità degli ovuli, l'acido alfa-lipoico non sembrava dare gli stessi benefici. Nonostante questo, in un articolo del 2013, tre anni dopo questi risultati insoddisfacenti, gli stessi ricercatori indicano che somministrare integratori con nutrienti mitocondriali quali l'acido alfa-lipoico può aumentare la qualità degli ovuli e degli embrioni e può portare a una gravidanza anche per le donne in età avanzata.

Ci sono anche prove dirette che l'acido alfa-lipoico possa migliorare in modo specifico la fertilità nelle donne con la PCO, e uno studio ha trovato che donne che ne assumono 600 mg due volte al giorno per 16 settimane hanno un miglioramento della sensibilità all'insulina e ricominciano a ovulare in modo normale.

Quindi, anche se la capacità generale dell'acido alfa-lipoico di migliorare la qualità degli ovuli non è stata provata in grandi studi clinici, gli esperti di questo argomento non hanno perso la speranza che possa essere d'aiuto, e non solo nel contesto della PCO. C'è una forte base teorica per il fatto che debba migliorare la qualità degli ovuli, ed è un integratore molto sicuro, quindi può valere la pena provarlo insieme ad altri più testati come il CoQ10 e la melatonina.

Sicurezza ed effetti collaterali dell'acido alfa-lipoico

Nei test clinici dell'acido alfa-lipoico non si sono riscontrati effetti collaterali significativi. Quello più comune è la nausea, ma anche questo è raro a dosi di 600 mg al giorno.

È stato suggerito che l'acido alfa-lipoico possa diminuire gli ormoni della tiroide, quindi se avete problemi di tiroide non dovreste prendere questo integratore prima di discuterne con il vostro medico. L'acido alfa-lipoico può anche migliorare il livello di zucchero nel sangue dei diabetici, quindi se è questo il vostro caso dovreste tenervi sotto controllo. Forse, il medico potrebbe diminuire i medicinali per il diabete.

Dosaggio e forme dell'acido alfa-lipoico

Dato che esiste poca ricerca sull'efficacia dell'acido alfa-lipoico sulla qualità degli ovuli, è difficile determinare la dose corretta; il meglio che possiamo fare è usare quella usata normalmente nei test clinici ed efficace per altre condizioni, come la neuropatia diabetica. Questa dose è di 600 mg al giorno, anche se nello studio che mostrava benefici nella PCO veniva usata una dose doppia, di 600 mg due volte al giorno. Se non siete certe se prendere o no questo integratore, dovreste provare una dose più bassa di 100 mg al giorno, che è un altro dosaggio standard.

Prima di scegliere un integratore di acido alfa-lipoico, è importante sapere quale forma cercare. Quando l'acido alfa-lipoico viene sintetizzato nell'organismo, ha una forma specifica, detta R-acido alfa-lipoico. Quando viene sintetizzato in laboratorio, uno dei gruppi chimici può essere invertito in modo che la molecola sia un'immagine speculare dell'R-acido alfa-lipoico (come la mano sinistra lo è della destra).

Molti integratori di acido alfa-lipoico sono un mix di queste due forme, con molecole destre e sinistre. Se trovate un integratore etichettato esplicitamente "r-acido alfa-lipoico" o "R-acido-lipoico", è meglio, perché è la forma naturale creata nell'organismo, viene assorbita con maggiore facilità e probabilmente è più efficace.

L'acido alfa-lipoico viene assorbito meglio a stomaco vuoto, quindi per sfruttarlo al massimo dovreste prenderlo mezz'ora prima o due ore dopo mangiato.

N-acetilcisteina

Un altro antiossidante che può dare benefici alla qualità degli ovuli e alla fertilità è l'N-acetilcisteina; questo derivato degli amminoacidi agisce come antiossidante e aumenta l'attività di un altro antiossidante critico interno alle cellule, il glutatione. Viene comunemente usato come antidoto per l'avvelenamento da overdose di acetaminofene (Tylenol o paracetamolo).

La maggior parte della ricerca sull'N-acetilcisteina e la fertilità è concentrata sulla PCO, e ha trovato che l'N-acetilcisteina aumenta l'ovulazione e la probabilità di gravidanza quando assunta da donne con la PCO insieme a un farmaco per indurre l'ovulazione quale il Clomid.

In un test clinico, donne con la PCO hanno assunto

l'N-acetilcisteina e il Clomid per 12 cicli da 5 giorni ciascuno. La percentuale di gravidanza è aumentata dal 57% di quelle che hanno preso il placebo al 77% delle donne che hanno preso l'N-acetilcisteina, e queste ultime hanno anche avuto una maggiore percentuale di ovulazione e una percentuale molto più bassa di aborto spontaneo.

Un altro test clinico simile ha dato risultati anche più eclatanti: le donne con la PCO che in media avevano sofferto di infertilità per più di 4 anni hanno preso l'N-acetilcisteina e il farmaco per la stimolazione dell'ovulazione Clomid per 5 giorni; dopo il trattamento, il 45% delle donne che hanno preso l'N-acetilcisteina hanno ovulato, paragonate con il 28% del gruppo che ha preso il placebo. Inoltre, il 21% delle donne che ha preso l'N-acetilcisteina è rimasto incinta, se paragonate con il 9% del placebo.

Gli autori ipotizzano che l'N-acetilcisteina possa aumentare l'ovulazione nella PCO migliorando la risposta all'insulina. Altri ricercatori hanno visto che essa riduce davvero i livelli di insulina e testosterone con la PCO.

Ma l'N-acetilcisteina è anche un antiossidante, e per questa ragione i ricercatori pensano che possa migliorare la qualità degli ovuli e la fertilità anche nelle donne che non soffrono di PCO. In particolare, con l'azione antiossidante, può contrastare l'effetto dell'età sulla qualità degli ovuli.

Finora, le prove che sostengono questa idea vengono solo da recenti studi sugli animali, ma questa ricerca è piuttosto promettente. Ad esempio, uno studio sui topi ha trovato che anche un trattamento breve con l'N-acetilcisteina ha aumentato il numero e la qualità degli ovuli fecondati e lo sviluppo dell'embrione. L'uso a lungo termine sembra prevenire il normale declino della fertilità dato dall'età.

Gli autori di questo studio suggeriscono che gli effetti benefici sulla qualità degli ovuli e degli embrioni sono dovuti alle proprietà antiossidanti dell'N-acetilcisteina e che, riducendo lo stress ossidativo nelle ovaie, questo integratore può prevenire o ritardare l'invecchiamento delle ovaie stesse. In effetti, una ricerca precedente degli stessi ricercatori indicava che l'N-acetilcisteina riduce lo stress ossidativo, il danno ai cromosomi e la loro instabilità, e migliora lo sviluppo degli ovuli e degli embrioni.

In una ricerca separata, anch'essa pubblicata nel 2012, ovuli immaturi sono stati separati dalle ovaie di maiale e fatti crescere in laboratorio con e senza l'N-acetilcisteina. I ricercatori hanno visto una significativa diminuzione nella percentuale di ovuli con DNA frammentato e un aumento nella percentuale di embrioni che raggiungevano lo stadio di blastocisti, quando gli ovuli venivano trattati con N-acetilcisteina. Inoltre, c'era anche un aumento nello sviluppo degli ovuli e degli embrioni.

Anche se non è stato ancora confermato da studi sull'uomo, potremmo stare per vedere benefici significativi per la qualità degli ovuli e degli embrioni anche nell'uomo, e l'N-acetilcisteina potrebbe diventare un integratore consigliato di routine per le donne che si preparano alla fecondazione in vitro.

Basandosi sulla ricerca attuale, tutto ciò che sappiamo è che l'N-acetilcisteina sembra essere molto d'aiuto nell'aumentare la fertilità nelle donne con la PCO, ma dato che è un potente antiossidante, potrebbe migliorare la qualità degli ovuli e degli embrioni anche per le altre donne.

Un altro filone interessante, supportato dalla ricerca, è che possa diminuire il rischio di aborto spontaneo. Un gruppo di donne con aborti spontanei ricorrenti inspiegati è stato trattato con 600 mg al giorno, insieme all'acido folico, e i risultati delle gravidanze paragonati con un gruppo che aveva preso solo l'acido folico. La combinazione di N-acetilcisteina e acido folico è stata associata con una diminuzione critica nella percentuale di aborto spontaneo: le donne che hanno preso l'N-acetilcisteina avevano il doppio delle probabilità di portare a casa un bambino rispetto a quelle che non la prendevano.

Altri studi hanno mostrato anche che l'acetilcisteina diminuisce la percentuale di aborto spontaneo del 60% nelle donne con la PCO. Sembra che questo beneficio non sia limitato alle donne con la PCO, quindi potreste voler prendere questo integratore se avete sofferto di aborti spontanei multipli inspiegati.

Sicurezza ed effetti collaterali dell'N-acetilcisteina

L'N-acetilcisteina viene usata largamente dai medici per una vasta gamma di condizioni, ma la sua sicurezza non è molto rassicurante. Ad esempio, ci sono state delle serie reazioni allergiche quando è stata usata per trattare l'overdose da antidolorifici. Una reazione allergica all'N-acetilcisteina può essere particolarmente pericolosa se soffrite d'asma; se volete prenderla, dovreste farlo sotto la supervisione del medico e informarvi bene dei rischi.

Dosaggio dell'N-acetilcisteina

La dose usata per trattare le donne con la PCO nei test clinici è stata di 1.2g al giorno, ma questo uso è stato molto breve nel tempo. Alle donne è stata data l'N-acetilcisteina per soli 5 giorni, insieme alla dose di 5 giorni di Clomid. Nello studio sull'aborto spontaneo, la dose era di 600mg al giorno.

Conclusioni

Molti esperti pensano che lo stress ossidativo sia uno dei meccanismi principali a cui è dovuto l'invecchiamento delle ovaie. Per evitare il danneggiamento ossidativo degli ovuli, le molecole di ossigeno reattivo (quali i radicali liberi) devono essere tenute sotto controllo dagli antiossidanti naturali degli ovuli, ma nelle donne con infertilità legata all'età, PCO o infertilità inspiegata, questo sistema naturale di difesa contro gli ossidanti può essere compromesso, e quindi si ha bisogno di antiossidanti di rinforzo.

La melatonina è uno degli antiossidanti più efficaci per migliorare la qualità degli ovuli, ma potrebbe interrompere l'ovulazione nelle donne che stanno cercando di concepire in modo naturale. La melatonina è quindi utile solo se state cercando di concepire con la fecondazione in vitro, mentre le vitamine E e C o l'acido alfa-lipoico sono una scelta migliore se state cercando di concepire in modo naturale.

CAPITOLO 8

Riprendere l'ovulazione con il mio-inositolo

Consigliato per:
Piani intermedi e avanzati

IL MIO-INOSITOLO È particolarmente utile per riprendere l'ovulazione e migliorare la qualità degli ovuli nelle donne con la PCO o insulinoresistenti, e può esserlo anche per quelle con la PCO che non ovulano in modo regolare. Un altro possibile ruolo del mio-inositolo è quello di ridurre il rischio di aborto spontaneo associato alla resistenza all'insulina.

Non consigliato per: Molti studi hanno mostrato che il mio-inositolo è molto sicuro e ha pochi o nessun effetto collaterale, ma bisognerebbe usarlo con cautela se soffrite di schizofrenia o disturbi bipolari, perché c'è un rischio teorico di esacerbare gli episodi maniacali.

Perché il mio-inositolo?

Il mio-inositolo di recente viene consigliato da tutti per la fertilità, ma la storia del suo ruolo nella qualità degli ovuli è cominciata più di 10 anni fa. Nel 2002, il dott. Tony Chiu e un gruppo di ricercatori di Hong Kong hanno pubblicato i risultati del primo studio che collegasse direttamente questa vitamina B alla qualità degli ovuli e degli embrioni; il collegamento è stato trovato tracciando i livelli di mio-inositolo in ciascun follicolo ovarico di 53 donne sottoposte a fecondazione in vitro e poi paragonando la quantità di mio-inositolo in ciascun follicolo con la qualità dell'ovulo al suo interno e al fatto che poi fosse stato fecondato.

I risultati non davano spazio ad ambiguità: nei follicoli ovarici contenenti ovuli maturi poi fecondati sono stati trovati livelli di mio-inositolo più alti, rispetto che in quelli non fecondati. Lo stesso studio ha scoperto anche una relazione tra la concentrazione di mio-inositolo nei follicoli ovarici e la qualità dell'embrione: nei follicoli che poi si sono sviluppati in embrioni di buona qualità, il livello di mio-inositolo era più alto.

Il dott. Chiu è stato ispirato a studiare i livelli di mio-inositolo nei follicoli ovarici da una ricerca molto più vecchia, che mostrava che questo composto è un precursore di importanti molecole segnalatrici chiamate fosfolipidi dell'inositolo. Queste molecole trasmettono messaggi e quindi regolano una vasta gamma di attività biologiche all'interno delle cellule, tra cui gli ovuli in via di sviluppo.

Il nuovo collegamento tra livelli alti di mio-inositolo e ovuli di qualità più alta ha suggerito una possibilità intrigante: forse aggiungere altro mio-inositolo come integratore avrebbe potuto migliorare la qualità degli ovuli e la fertilità. Ci sono voluti più di cinque anni per provare questa ipotesi, e gli studi hanno dimostrato che la risposta non era così semplice: si è scoperto che gli integratori di mio-inositolo hanno effetti evidenti solo nelle donne con la PCO o insulinoresistenti.

Il mio-inositolo e la PCO

Per capire perché il mio-inositolo sia utile per la PCO, dobbiamo tornare indietro alla causa sottostante degli squilibri ormonali legati a questa condizione. I medici sanno già da più di 30 anni che la PCO è associata ad alti livelli di insulina, anche in donne con un peso normale. Gli alti livelli di insulina sembrano avere un ruolo diretto nel causare l'infertilità nella PCO aumentando i livelli nelle ovaie di ormoni come il testosterone.

Basandosi su questo concetto, la PCO è stata trattata con vari farmaci che fanno sì che l'organismo reagisca meglio all'insulina; tali farmaci rendono le cellule più sensibili al messaggio dell'insulina di prendere il glucosio dal flusso sanguigno, controllando quindi meglio i livelli di glucosio nel sangue e abbassando l'insulina. Un esempio è la metformina, che è stata studiata in modo estensivo come supporto per migliorare il controllo dello zucchero nel sangue nella PCO e nel diabete.

La teoria di usare la metformina per migliorare la fertilità nella PCO è che, riportando i livelli di insulina alla norma, si possono ribilanciare gli ormoni riproduttivi e ripristinare l'ovulazione. La metformina, però, ha anche effetti collaterali importanti, come nausea e vomito, e la sua efficacia non è chiara.

Considerando tutto ciò, gli scienziati hanno cominciato a cercare alternative per migliorare la funzione dell'insulina nelle donne con la PCO, con lo scopo finale di migliorare la fertilità. È qui che torniamo al mio-inositolo; era già noto che alcune molecole della famiglia dell'inositolo fossero coinvolte nella funzione dell'insulina e nel metabolismo degli zuccheri; era anche noto che il mio-inositolo nelle donne con la PCO può avere livelli più bassi del normale. Il pezzo finale del puzzle è stato l'esperimento del dott. Chiu, che ha mostrato che i livelli di mio-inositolo sono più alti nei follicoli associati a ovuli di alta qualità.

Mettendo tutti questi pezzi insieme, i medici hanno sospettato che forse il mio-inositolo possa migliorare l'attività dell'insulina e la qualità degli ovuli nelle donne con la PCO; e avevano ragione.

Ormai molti studi hanno dimostrato in modo consistente che prendere un integratore di mio-inositolo dà benefici alle donne con la PCO. In uno dei primi studi, pubblicato nel 2007, 25 donne con la PCO hanno preso un integratore di mio-inositolo per sei mesi. Prima che cominciasse lo studio, tutte quelle donne avevano provato a restare incinte senza riuscirci per almeno un anno, avevano avuto meno di 6 cicli mestruali all'anno, ed era stato determinato che la causa più probabile della loro infertilità era una disfunzione all'ovulazione. Nel corso dei sei mesi in cui hanno preso il mio-inositolo, il 72% di queste donne ha ricominciato a ovulare in modo normale, e più della metà di loro è rimasta incinta.

Risultati simili si sono avuti anche con studi successivi, tra cui uno in cui sia il medico che il paziente non sapevano se a uno specifico paziente era stato dato il mio-inositolo o un placebo, minimizzando la possibilità di errore e l'effetto placebo. I risultati sono stati netti: delle donne che hanno preso il mio-inositolo, quasi il 70% ha ovulato, in confronto al solo 21% di quelle che avevano preso il placebo.

Tutti questi studi che mostrano la ripresa dell'ovulazione e una maggiore probabilità di concepire in modo naturale sono solo una parte della storia; a livello più granulare, i medici hanno potuto osservare in modo diretto l'impatto positivo del mio-inositolo sulla qualità degli ovuli e degli embrioni nelle donne con la PCO, studiando alcuni cicli di fecondazione in vitro.

Nel primo studio sulla fecondazione in vitro che ha mostrato questo impatto positivo, alle donne è stato somministrato mio-inositolo a partire dal giorno dell'inizio dei farmaci. Si è trovato che il mio-inositolo ha aumentato la percentuale di ovuli maturi estratti, e diminuito quella di quelli immaturi o degenerati, in confronto a donne che non prendevano il mio-inositolo. Inoltre, sono stati cancellati meno cicli per la preoccupazione di sovrastimolare le ovaie.

Quando l'integratore di mio-inositolo è stato preso da prima, ha avuto anche un effetto migliore sulla fecondazione in vitro nelle donne con la PCO: in un test doppio cieco, i medici hanno somministrato a un gruppo 2 grammi di mio-inositolo più acido folico per tre mesi, e a un secondo gruppo il solo acido folico. Quando le donne sono state sottoposte a fecondazione in vitro, quelle che avevano preso il mio-inositolo avevano più follicoli maturi, più ovuli estratti e meno ovuli immaturi se paragonate con quelle che avevano preso solo l'acido folico. Cosa interessante, questo studio ha trovato anche una percentuale molto più alta di embrioni di qualità massima nelle donne che hanno preso il mio-inositolo: il 68% contro il 29% delle donne che avevano preso solo acido folico.

In breve, sembra che il mio-inositolo migliori lo sviluppo degli ovuli e la qualità degli embrioni nelle donne con la PCO, oltre a diminuire l'insulina e migliorare il controllo dello zucchero nel sangue. E non ne traggono giovamento solo le donne poco sensibili all'insulina: uno studio condotto in Italia e pubblicato nel 2011 ha trovato che anche nelle pazienti con la PCO con una normale risposta all'insulina, il mio-inositolo migliora la qualità degli ovuli e degli embrioni nella fecondazione in vitro.

E se non avete la PCO?

Sfortunatamente, quando si parla di migliorare la fertilità nelle donne che non soffrono di PCO né di resistenza all'insulina, sembra che il mio-inositolo non sia di molto aiuto. Ci aspetteremmo di vedere un beneficio generale sulla qualità degli ovuli, basandoci sullo studio del dott. Chiu del 2002 che ha mostrato un collegamento tra gli alti livelli di mio-inositolo nei follicoli e gli ovuli di buona qualità, ma questo non ha portato ai risultati sperati negli studi sull'uomo.

In un recente studio italiano in cui i medici hanno somministrato il mio-inositolo a donne che non soffrivano di PCO per tre mesi prima di un ciclo di fecondazione in vitro, i risultati non sono stati indicativi. Il mio-inositolo sembrava addirittura ridurre il numero di ovuli maturi ed embrioni. Mentre le percentuali di impianto e di gravidanza sono state leggermente più alte nel gruppo del mio-inositolo, se paragonate con il gruppo del placebo, lo studio era troppo piccolo per capire se questa differenza fosse reale o solo casuale.

Come hanno evidenziato gli autori dello studio, ridurre il numero di ovuli che si maturano in un ciclo di fecondazione in vitro non è una cosa del tutto negativa, perché potrebbe voler dire che il mio-inositolo riduce il rischio di iperstimolazione ovarica, che è un risultato occasionale dei cicli di fecondazione in vitro nei quali troppi follicoli maturano allo stesso tempo, causando pericolose complicazioni.

La chiara implicazione della ricerca corrente è che il mio-inositolo ha un valore molto più alto nelle donne con la PCO che in altre forme di infertilità. Può valere la pena prenderlo in considerazione se non vi è stata diagnosticata la PCO ma siete insulinoresistenti o non ovulate in modo regolare e il vostro medico non riesce a determinarne la causa. Potrebbe essere che condividiate alcuni degli squilibri ormonali comuni nella PCO, e potreste trarre beneficio da un integratore di mio-inositolo per ripristinare la normale ovulazione.

Il mio-inositolo e gli aborti spontanei

Il mio-inositolo può anche avere un ruolo nel prevenire gli aborti spontanei nelle donne con una storia di aborti multipli. Degli studi hanno trovato una percentuale molto più alta di insulinoresistenza nelle donne con una storia di perdite di gravidanza ripetute. In uno studio, l'insulinoresistenza trovata è stata da due a tre volte più comune in questo gruppo. Si crede che la resistenza all'insulina aumenti il rischio di aborto spontaneo nelle donne con la PCO.

In teoria, se la resistenza all'insulina contribuisce al rischio di aborto spontaneo, un integratore che la contrasta, come il mio-inositolo, potrebbe dare benefici; ma questo suo uso sarebbe solo una speculazione, perché gli aborti spontanei possono avere molte altre cause non legate ai livelli di insulina.

Nonostante ciò, dato che il mio-inositolo è un prodotto molto sicuro, potete prendere in considerazione di aggiungerlo alla vostra lista di integratori se avete avuto diversi aborti spontanei e volete fare di tutto per ridurne il rischio.

Sicurezza, effetti collaterali e dosaggio

Il mio-inositolo viene considerato molto sicuro, dato che solo dosi molto alte di 12g al giorno causano sintomi gastrointestinali di media entità, quali la nausea. La tipica dose consigliata, efficace negli studi clinici, è di 4 g al giorno, divisa in due dosi: metà la mattina e metà la sera.

E il D-chiro-inositolo?

Un composto correlato, dal nome simile, il D-chiro-inositolo, viene spesso usato dalle donne con la PCO nella speranza di migliorare la fertilità, ma potrebbe avere l'effetto opposto: ridurre il numero e la qualità degli ovuli. Questo effetto negativo sfortunatamente non è noto a tutti; gli studi preliminari che mostrano un possibile beneficio del D-chiro-inositolo hanno messo in ombra quelli più recenti, che dimostrano che questo integratore non funziona, o fa più male che bene. Come esempio della ricerca recente che segnala questo integratore come non sicuro, uno studio italiano del 2012 ha trovato che le donne con la PCO a cui era stato somministrato D-chiro-inositolo invece che un placebo avevano meno ovuli e meno embrioni di buona qualità.

I ricercatori stanno cominciando a capire perché il D-chiro-inositolo non sia utile per la PCO: sembra che la PCO possa provocare una conversione in quantità troppo alta di mio-inositolo in D-chiro-inositolo, cosa che diminuisce i livelli normali di mio-inositolo. Questo a sua volta può causare una diminuzione nella qualità degli ovuli, e questo spiegherebbe il perché il mio-inositolo aumenta la qualità degli ovuli, mentre il D-chiro-inositolo non farebbe altro che peggiorare il problema.

Conclusioni

Ad oggi il mio-inositolo viene consigliato di routine alle donne con la PCO perché sembra ripristinare la normale ovulazione, migliorare la qualità degli ovuli e prevenire il diabete gestazionale. Se avete la PCO, prendete un integratore giornaliero di mio-inositolo. Il mio-inositolo può anche migliorare la fertilità nelle donne che non ovulano o in quelle insulinoresistenti. C'è una possibilità che inoltre possa anche ridurre il rischio di aborto spontaneo abbassando i livelli di insulina, ma su questo è necessaria altra ricerca.

CAPITOLO 9

Il DHEA per le riserve ovariche scarse

Consigliato per:
Piano avanzato

IL DHEA VIENE oggi consigliato in modo estensivo dalle cliniche per la fertilità alle donne con riserva ovarica scarsa o infertilità legata all'età che si stanno preparando alla fecondazione in vitro. La scienza che supporta l'uso del DHEA è controversa, ma la ricerca suggerisce che possa aumentare il numero degli ovuli e la loro qualità. Il DHEA può anche ridurre il rischio di aborto spontaneo aumentando la percentuale di ovuli normali dal punto di vista cromosomico.

Non consigliato per:

Anche se il DHEA viene commercializzato senza restrizioni come integratore nutrizionale, in realtà è un ormone, quindi dovreste parlare con lo specialista in fertilità prima di prenderlo. Non dovreste farlo se avete la PCO o determinati tipi di cancro.

Introduzione al DHEA

La storia del DHEA è iniziata con una donna, una paziente determinata di una clinica per la fecondazione in vitro di New York, che aveva più di 40 anni ed era in cerca di qualsiasi cosa potesse migliorare le sue possibilità. Facendo delle ricerche, ha trovato un articolo scientifico sul fatto che il DHEA potesse aumentare il numero degli ovuli nella fecondazione in vitro e ha cominciato a prendere l'integratore. I risultati sono stati così sorprendenti che la sua clinica è diventata un pioniere nell'uso del DHEA per migliorare i risultati della fecondazione in vitro. Alcuni anni più tardi, il DHEA ora viene consigliato di routine a determinate pazienti sottoposte a fecondazione in vitro, per aumentare il numero e la qualità degli ovuli e degli embrioni. Secondo il dott. Norbert Gleicher, uno specialista di spicco della fertilità: "il DHEA sta rivoluzionando le cure per l'infertilità nelle donne in là con gli anni e nelle donne giovani con le ovaie invecchiate prematuramente."

Il DHEA è però stato oggetto di controversie per molti anni, e ancora oggi le cliniche di fecondazione in vitro sono divise sul suo valore. La ricerca che ne mostra i benefici è stata osannata da alcuni esperti come una scoperta sconvolgente, e criticata da altri per errori nel progetto dello studio. Ci sono ancora molti aspetti non chiari, ma il peso delle prove finora suggerisce ottime ragioni perché le donne con riserva ovarica scarsa assumano DHEA per tre mesi prima di un ciclo di fecondazione in vitro.

Cosa è il DHEA?

Il DHEA, o deidroepiandrosterone, è un precursore di ormone prodotto dalle ghiandole surrenali e dalle ovaie come passo intermedio nella produzione di estrogeno e testosterone. Dato che è un precursore dell'estrogeno e del testosterone, quando preso come integratore può aumentare il livello di questi ormoni nelle ovaie.

I livelli di DHEA in genere diminuiscono con l'età, e come risultato alcuni hanno pubblicizzato il suo uso come integratore antiinvecchiamento e come trattamento per i sintomi della menopausa. Il DHEA viene usato anche dagli atleti come integratore sostitutivo per gli steroidi anabolizzanti. La ricerca descritta in questo capitolo suggerisce che il DHEA possa anche aiutare le donne sottoposte a fecondazione in vitro ad aumentare il numero e la qualità degli ovuli estratti e quindi aumentare la possibilità di restare incinte.

La scoperta dell'effetto del DHEA sulla fertilità

I pionieri nell'uso del DHEA per aumentare la fertilità sono gli endocrinologi della riproduzione del Center for Human Reproduction (CHR), una grande clinica per la fecondazione in vitro di New York con una percentuale di successo sorprendente nelle pazienti avanti con l'età con riserva ovarica scarsa. Il loro lavoro con il DHEA è iniziato con una sola paziente, una donna di 43 anni che ha cominciato ad analizzare la letteratura medica alla ricerca di qualsiasi cosa che potesse aumentare il numero dei suoi ovuli.

Nel suo primo ciclo di fecondazione in vitro, prima di prendere il DHEA, aveva prodotto un solo ovulo ed embrione, e i medici le avevano sconsigliato di fare altri tentativi di fecondazione usando i propri ovuli. Determinata ad avere un figlio da un suo ovulo, cominciò a cercare nella letteratura scientifica qualsiasi cosa che la potesse aiutare.

Durante questa ricerca, le capitò sottomano un articolo della Baylor University che suggeriva un possibile beneficio del DHEA nei cicli di fecondazione in vitro. Lo studio della Baylor descriveva un aumento nel numero degli ovuli in cinque donne che avevano preso il DHEA per due mesi, e aveva ricevuto pochissima attenzione fino a quando non fu riscoperto e messo alla prova, diversi anni dopo, da questa singola paziente di New York.

Dopo aver letto l'articolo della Baylor, cominciò a prendere integratori di DHEA, senza dirlo ai suoi medici. Nel secondo ciclo di fecondazione in vitro, produsse tre ovuli ed embrioni.

Cosa sorprendente, continuando a prendere il DHEA, il numero di ovuli ed embrioni continuò a salire. Lei spiega: "Stavo cominciando a capire di essere incappata in qualcosa di importante." I suoi medici riferiscono di essere rimasti stupiti, perché alla sua età avrebbe dovuto peggiorare, non migliorare. Alla fine, nel nono ciclo di fecondazione in vitro, produsse 16 embrioni.

L'aumento continuo nel numero di ovuli suggerisce che gli effetti benefici del DHEA sono stati cumulativi; ora è chiaro che questo effetto a lungo termine avviene perché il DHEA agisce sui follicoli a stadio molto precoce, per i quali mancano ancora mesi per l'ovulazione.

Nel 2011, solo sei anni dopo questo primo risultato straordinario, un numero notevole di cliniche di fecondazione in vitro in tutto il mondo cominciò a consigliare gli integratori di DHEA alle donne con riserva ovarica scarsa. Questi consigli sono in linea con una serie di studi che suggerisce che il DHEA aumenta la probabilità di successo della fecondazione in vitro nelle donne che altrimenti avrebbero pochissime probabilità di restare incinte.

Nonostante questo, molte cliniche di fecondazione in vitro ancora non sono soddisfatte di questi studi ed evitano di consigliare il DHEA come routine. Per capire perché ci sia una tale divisione e scegliere con quale parte stare, è utile capire cosa abbiano scoperto gli studi finora. Ma prima, dobbiamo identificare chi può trarre vantaggio dal DHEA.

Chi dovrebbe valutare se prendere il DHEA?

La maggior parte della ricerca sul DHEA si è concentrata sulle donne con una condizione nota come "riserva ovarica scarsa", che è uno dei principali motivi del fallimento dei cicli di fecondazione in vitro, in particolare nelle donne avanti con l'età. Le donne con riserva ovarica scarsa hanno percentuali di successo particolarmente basse nella fecondazione in vitro, a volte anche del 2-4%.

Parte del problema è che, quando le donne raggiungono i 35 anni, l'insieme di follicoli che ogni mese va a maturazione diminuisce. Come risultato, diminuisce anche il numero di ovuli che può essere stimolato dai farmaci e poi estratto in un ciclo di fecondazione in vitro. Questo diventa un fattore limitante per la fecondazione in vitro nelle donne dai 35 ai 40 e più anni, e si dà per scontato che le donne oltre i 40 abbiano riserve ovariche scarse.

Per ragioni ancora non del tutto chiare, a volte anche donne più giovani hanno riserve ovariche scarse, e in questo caso si parla di "invecchiamento prematuro delle ovaie". Nelle donne giovani questa condizione si rileva misurando i livelli di un ormone chiamato AMH, che riflette il numero di follicoli nelle prime fasi di maturazione. I risultati delle analisi dell'AMH, insieme al conteggio dei follicoli fatto con gli ultrasuoni, predicono il numero di ovuli che possono essere estratti durante un ciclo di fecondazione in vitro.

Se il vostro specialista di fertilità si aspetta di estrarre solo un numero limitato di ovuli, potreste avere una riserva ovarica scarsa.

Le donne con questa condizione spesso si sovrappongono al gruppo di pazienti chiamato "con risposta scarsa", nel quale le ovaie non rispondono come ci si aspetterebbe ai farmaci di stimolazione nei cicli di fecondazione in vitro, e si possono estrarre solo pochissimi ovuli maturi.

Le donne con risposta scarsa e quelle con riserva ovarica scarsa o invecchiamento prematuro delle ovaie in genere hanno percentuali di successo della fecondazione in vitro molto basse, e spesso si vedono annullare dei cicli perché non ci sono sufficienti ovuli da estrarre. La ricerca sul DHEA si è concentrata su queste specifiche pazienti, perché questo tipo di infertilità è particolarmente difficile da trattare, e il DHEA sembra arrivare al cuore del problema aumentando il numero di ovuli prodotti in ciascun ciclo.

Basandosi sulla ricerca attuale, gli specialisti in fertilità in genere consigliano il DHEA solo se è stata fatta una diagnosi di riserva ovarica scarsa, se si hanno più di 40 anni (alcune cliniche dicono 35), o se in un ciclo di fecondazione in vitro sono stati prodotti troppo pochi ovuli. Se ricadete in una di queste categorie, il DHEA potrebbe aumentare in modo significativo le vostre possibilità di restare incinte, come viene descritto nella ricerca seguente.

Gli studi clinici sul DHEA

Dopo essere stati testimoni degli straordinari risultati della loro prima paziente con il DHEA, gli specialisti di fertilità del CHR di New York cominciarono uno studio preliminare per scoprire se il DHEA potesse offrire gli stessi benefici a donne con riserva ovarica scarsa, che avevano poche speranze di produrre ovuli a sufficienza per portare a termine un ciclo di fecondazione in vitro.

Il gruppo somministrò integratori di DHEA a 25 pazienti con riserva ovarica scarsa sottoposte a fecondazione in vitro. Alla fine del ciclo, paragonarono il numero risultante di embrioni con quello della stessa donna nel ciclo precedente senza DHEA. I risultati furono impressionanti, e mostrarono un aumento nel numero di ovuli ed embrioni insieme a una maggiore qualità degli ovuli.

Questo studio preliminare fu poi seguito da un secondo, più ampio, in cui a donne con riserva ovarica scarsa fu somministrato DHEA per quattro mesi, e i risultati della fecondazione in vitro furono paragonati con quelli di un gruppo di controllo. In questo studio furono di nuovo evidenti gli effetti benefici del DHEA, che diede una percentuale di gravidanze molto più alta. In particolare, il 28% delle donne trattate con il DHEA restarono incinte, in confronto al solo 10% del gruppo di controllo.

Da quel giorno sono stati fatti molti altri studi da parte dello stesso gruppo, che hanno confermato che le donne con riserva ovarica scarsa che prendono integratori di DHEA prima della fecondazione in vitro hanno un maggior numero di ovuli ed embrioni, e una percentuale di gravidanza più alta.

Anche se gli specialisti di fertilità del CHR di New York sono stati pionieri nella ricerca sulla capacità del DHEA di migliorare il risultato nelle donne con riserva ovarica scarsa, anche altri gruppi hanno riscontrato simili risultati positivi. Ad esempio, un gruppo in Turchia ha riportato che un trattamento con il DHEA ha aumentato la percentuale di successo nella fecondazione in vitro sotto forma di una percentuale di gravidanza da donne con risposta scarsa passata dal 10.5% al 47.4%. Gli autori hanno concluso che "gli integratori di DHEA possono migliorare la risposta ovarica, ridurre la percentuale di annullamento dei cicli e migliorare la qualità degli ovuli nelle donne con risposta scarsa."

Nel 2010, un gruppo israeliano ha pubblicato i risultati del primo studio clinico "casuale" che usava il DHEA per le donne con risposta scarsa, sottoposte a fecondazione in vitro. A metà delle donne è stato in modo casuale somministrato il DHEA, mentre all'altra metà no. Nel gruppo del DHEA, le donne hanno preso l'integratore per almeno 6 settimane (se poi restavano incinte nel primo ciclo) o almeno 16-18 settimane per un secondo ciclo di fecondazione in vitro. Alla fine dei due cicli, lo studio ha rivelato una percentuale di nascite di bambini vivi molto più alta nel gruppo che prendeva il DHEA: 23% invece di 4%. Il gruppo del DHEA ha mostrato anche una migliorata qualità degli embrioni nel tempo. Anche se si tratta di un piccolo studio, dà ancora una ulteriore prova del fatto che il DHEA possa essere d'aiuto per alcune delle donne sottoposte a fecondazione in vitro.

In un secondo test clinico casuale, pubblicato nel 2013, sia il medico che la paziente non erano consapevoli se una determinata paziente stesse prendendo il DHEA o un placebo (lo studio era quindi "doppio cieco"). Questo tipo di studio è progettato per evitare qualsiasi effetto placebo o condizionamento che possa compromettere in qualche modo il risultato. Dopo tre o quattro mesi, si è trovato che il gruppo che prendeva il DHEA aveva un numero molto più alto di follicoli in sviluppo, indizio che sarebbero stati disponibili più ovuli per i cicli di fecondazione in vitro.

Il DHEA sembra anche alzare di molto la percentuale di gravidanza anche senza fecondazione in vitro. Alcuni specialisti di fertilità di Toronto hanno riscontrato risultati positivi nel trattare le donne con DHEA per diversi mesi prima della IUI, insieme a un trattamento con Clomid. Se paragonate con un gruppo di controllo, le donne trattate con DHEA hanno mostrato una conta dei follicoli più alta e maggiore percentuale di gravidanza, con il 29.8% invece dell'8.7% del gruppo di controllo, e una percentuale di nati vivi del 21.3% rispetto al 6.5%. I ricercatori hanno riscontrato anche un numero sorprendente di gravidanze naturali nelle donne che prendevano il DHEA in attesa della fecondazione in vitro.

Un gruppo di medici italiani è rimasto così intrigato dal numero di donne che concepivano spontaneamente dopo aver preso il DHEA che ha deciso di fare uno studio per investigare in modo specifico questo fenomeno. In un articolo pubblicato nel 2013, i medici hanno riportato che in un gruppo di 39 donne "a risposta scarsa", che hanno preso il DHEA per tre mesi prima di cominciare la fecondazione in vitro, 10 sono rimaste incinte prima di iniziare il ciclo.

Lo stesso fenomeno si è anche visto in donne sopra i 40 anni, con il 21% di concepimenti mentre prendevano il DHEA in preparazione alla fecondazione in vitro, se paragonate con il solo 4% delle donne del gruppo di controllo. Si tratta di una scoperta straordinaria che ha bisogno di ulteriori conferme, ma è in linea con i risultati aneddotici di diverse altre cliniche della fertilità. Se dovessero risultare corretti, questi risultati indicherebbero che il DHEA può migliorare la fertilità a un livello tale che donne con riserva ovarica scarsa possano concepire anche senza la fecondazione in vitro.

Il DHEA e gli aborti spontanei

Il DHEA non solo aumenta il numero di ovuli ed embrioni, ma sembra anche aumentare il numero di nati vivi riducendo le anomalie cromosomiche negli ovuli e quindi evitando gli aborti spontanei. Uno studio su pazienti sottoposte a fecondazione in vitro in due cliniche di fertilità indipendenti a New York e Toronto ha riscontrato una sostanziale riduzione della percentuale di aborti spontanei nelle donne che prendevano il DHEA. In questo studio, le perdite di gravidanza sono state ridotte del 50-80% rispetto alla media nazionale statunitense, portandone la percentuale al solo 15% delle gravidanze.

Questa bassa percentuale di aborti spontanei è tanto più stupefacente perché si sa che le donne con riserva ovarica scarsa ne sono soggette molto più di quelle non fertili per altre cause. Dopo essere state trattate con il DHEA, la percentuale di aborto spontaneo nelle donne con riserva ovarica scarsa è tornata alla media nazionale.

Si pensa che la percentuale di aborti spontanei nelle donne con riserva ovarica scarsa sia tanto alta perché la maggior parte degli ovuli ha anomalie cromosomiche (sono "aneuploidi"). Il gruppo CHR ha notato che il DHEA sembra diminuire la percentuale di aborti a un livello che non può essere spiegato senza ipotizzare una riduzione significativa di anomalie cromosomiche. In altre parole, sarebbe matematicamente impossibile ridurre la percentuale al solo 15% senza ridurre i casi di ovuli aneuploidi.

Il gruppo CHR ha poi tentato di analizzare la questione più a fondo esaminando i dati di donne sottoposte a fecondazione in vitro, i cui ovuli sono stati quindi analizzati alla ricerca di anomalie cromosomiche. All'interno di questo gruppo di pazienti, i ricercatori hanno identificato un gruppo di donne con riserva ovarica scarsa, trattate con DHEA, e le hanno confrontate con un gruppo a cui non è stato somministrato il DHEA.

Dato che la riserva ovarica scarsa viene associata a un livello molto alto di aneuploidi, ce ne si aspetterebbe una percentuale molto più alta nel gruppo con la riserva ovarica scarsa rispetto che nel gruppo di controllo, ma invece è accaduto l'inverso. Nel gruppo di controllo, il 61% degli embrioni erano anomali dal punto di vista dei cromosomi, e questa percentuale nelle donne con riserva ovarica scarsa trattate con DHEA è stata del solo 38%. Questo studio dà quindi una prova preliminare del fatto che gli integratori di DHEA riducono la percentuale di anomalie cromosomiche, il che spiega perché il DHEA possa avere un impatto così alto sulla percentuale di aborti spontanei.

Questa scoperta stupefacente è stata accolta con molto

scetticismo, ma se fosse vera, la riduzione di anomalie cromosomiche dopo il trattamento con il DHEA avrebbe delle implicazioni molto più ampie sulla nostra comprensione della qualità degli ovuli e dell'infertilità legata all'età, perché suggerisce che l'aumento delle anomalie cromosomiche e la riserva ovarica scarsa legati all'età non sono un effetto irreparabile, ma che fattori esterni quali degli ormoni possono, fino a un certo livello, correggere il problema.

Come funziona il DHEA?

Il DHEA è una molecola prodotta in modo naturale dall'organismo e ne sono necessari livelli adeguati perché possano essere prodotti determinati ormoni critici per la fertilità, tra cui l'estrogeno e il testosterone. Sembra che, con l'età, i livelli di DHEA diminuiscano, sottraendo alle ovaie gli ormoni indispensabili per poter far sviluppare in modo corretto gli ovuli.

Fornendo altro DHEA sotto forma di integratore, può essere possibile far funzionare le ovaie come quelle di donne più giovani, permettendo a più ovuli di maturare e migliorandone la qualità.

I ricercatori hanno confermato che gli integratori di DHEA aumentano il livello di ormoni e di fattore di crescita all'interno delle ovaie, ed è per questo che il DHEA non è consigliato per le donne con la PCO e una storia di cancro sensibile agli ormoni. Si è trovato in modo specifico che il DHEA promuove la crescita di follicoli a uno stadio molto iniziale, quelli a cui mancano ancora un paio di mesi per ovulare. Si pensa che si possa così aumentare il numero di ovuli disponibili per un ciclo di fecondazione in vitro, aumentando il numero di follicoli che entrano nelle prime fasi della maturazione o la percentuale che sopravvivono a queste prime fasi senza morire.

Il fatto che il DHEA possa ridurre la percentuale di anomalie cromosomiche suggerisce anche che queste non sono una cosa inevitabile nelle donne avanti con l'età; invece, l'età può solo creare un ambiente in cui gli ovuli sono predisposti a elaborare i cromosomi in modo non corretto nei mesi prima dell'ovulazione.

Il DHEA potrebbe aumentare la percentuale di gravidanze correggendo l'ambiente in cui gli ovuli maturano, aumentando la probabilità che siano capaci di elaborare i cromosomi nel modo giusto. Ciò a sua volta può aumentare il numero di ovuli con cromosomi normali.

Un possibile modo in cui il DHEA può incoraggiare la corretta elaborazione dei cromosomi è migliorando le funzioni dei mitocondri, come abbiamo visto nella discussione sul coenzima Q10. C'è una solida base logica scientifica sul perché un miglioramento nelle funzioni dei mitocondri possa aumentare la capacità di elaborare i cromosomi in modo corretto, ma deve essere ancora provato che il DHEA davvero assista le funzioni mitocondriali.

La controversia

Dato il significativo volume di prove che mostrano i benefici del DHEA nel migliorare il numero e la qualità degli ovuli e degli embrioni, nell'aumentare le possibilità di gravidanza e ridurre quelle di aborto spontaneo, forse vi starete chiedendo perché questa sostanza sia ancora oggetto di tante controversie.

Il fatto è che, mentre una grande percentuale delle cliniche di fecondazione in vitro ora lo consigliano di routine a tutte le donne con riserva ovarica scarsa, molte non lo fanno ancora perché lo considerano "sperimentale". Anche dopo un decennio di ricerche con esito positivo, alcuni esperti concludono che "il suo uso a larga scala ancora non possa essere consigliato".

Le principali critiche sulla ricerca sul DHEA si concentrano sulla progettazione degli studi e, in particolare, viene criticato il fatto di consigliarlo alle pazienti perché ancora non esiste un test clinico doppio cieco, controllato con placebo su larga scala; sono questi gli studi con standard massimi che vengono tipicamente usati per l'approvazione dei farmaci.

La maggior parte degli studi effettuati fino a oggi paragona il trattamento del DHEA con un precedente ciclo di fecondazione in vitro della stessa donna, o a un altro gruppo di pazienti che non prende il DHEA, invece che assegnare casualmente un grande gruppo di donne al DHEA o al placebo senza far sapere la scelta né al medico né alla paziente. Quei pochi studi che hanno seguito queste regole vengono considerati troppo piccoli o preliminari.

Come però ha evidenziato il gruppo del CHR, è estremamente difficile condurre un grande studio casuale con il placebo in questo contesto, perché le donne con riserva ovarica scarsa hanno spesso urgenza di restare incinte, e non sono disposte a venir assegnate a un placebo se esiste un integratore che potrebbe migliorare le loro possibilità. Diversi test clinici hanno dovuto essere abbandonati proprio per questo motivo.

Il gruppo del CHR asserisce che la decisione di usare o meno il DHEA dovrebbe essere presa sulle migliori prove disponibili, invece che scartare tutto quello che sappiamo finora in attesa di uno studio ideale. Altri, invece, non sono d'accordo e affermano che il DHEA non può essere consigliato per l'uso di routine finché i suoi benefici non siano provati da studi clinici più grandi e rigorosi.

In realtà, manca del tutto qualsiasi ricerca che contraddica i risultati positivi degli studi sopra indicati. Una delle poche eccezioni è uno studio che suggerisce che i livelli di DHEA più alti dentro i follicoli siano associati con una qualità più bassa degli ovuli e degli embrioni, ma questa scoperta non è coerente con le altre, che invece mostrano un miglioramento nei risultati della fecondazione in vitro, e con quasi tutte le pubblicazioni che indicano il vantaggio dell'uso del DHEA prima della fecondazione in vitro. La ricerca attuale suggerisce in modo netto che il DHEA sia una vera svolta per le donne con riserva ovarica scarsa.

La clinica di fecondazione in vitro che ha iniziato il movimento pro-DHEA, il CHR, ha consigliato di routine il DHEA a tutte le pazienti con riserva ovarica scarsa sin dal 2007. Questo vuol dire che donne con AMH basso o FSH alto, o donne oltre i 40 anni, hanno preso il DHEA per almeno due mesi, continuando per tutta la fase di stimolazione di un ciclo di fecondazione in vitro. Anche molte altre cliniche per la fecondazione in vitro consigliano di routine il DHEA alle donne con riserva ovarica scarsa che si preparano per la fecondazione in vitro.

Sicurezza ed effetti collaterali

Dato che si pensa che il DHEA aumenti il testosterone, può avere degli effetti collaterali legati agli ormoni maschili, tra cui pelle untuosa, acne, perdita di capelli e crescita di peli facciali. Anche se alcuni ricercatori hanno suggerito che l'uso di DHEA potrebbe diminuire la sensibilità all'insulina e la tolleranza al glucosio, dare problemi al fegato, episodi maniacali e altri effetti collaterali rari, negli studi relativi alla fertilità questi effetti non si sono verificati.

Il gruppo del CHR ha riscontrato che in oltre mille pazienti a cui è stato somministrato DHEA, non si è mai incontrata una sola complicazione significativa. L'effetto collaterale che è stato indicato più di frequente è una maggiore energia. Nemmeno durante lo studio clinico casuale fatto in Israele si sono riscontrati particolari effetti collaterali, e altri studi al di fuori del contesto della fertilità hanno riportato che l'uso a lungo termine del DHEA è sicuro.

Formulazione e dosaggio

Se decidete di prendere il DHEA, la dose spesso consigliata dalle cliniche della fertilità e usata negli studi clinici è di 25mg tre volte al giorno. Dato che gli studi hanno usato sempre la stessa dose, ci sono pochissimi dati su quale sia la dose ottimale, e potrebbe bastarne meno. Se non siete sicure di voler usare il DHEA o avete qualche preoccupazione di tipo economico, un'opzione è prenderne una dose meno frequente, come 25 mg due volte al giorno. Le marche di buona qualità sono, tra le altre, Life Extension e Jarrow, disponibili su jp.iherb.com/DHEA.

La ricerca sul DHEA suggerisce che potrebbero volerci alcuni mesi perché l'integratore faccia effetto. Per molte donne la domanda è quindi se iniziare o meno il trattamento se si ha un ciclo di fecondazione in vitro dopo poche settimane. È una decisione difficile, di cui parlare con il proprio medico, ma un fattore da tenere a mente è che se cominciate a prendere il DHEA e il ciclo fallisce, almeno avrete una probabilità maggiore il successivo, perché a quel momento avrete preso il DHEA per i due o tre mesi consigliati.

Conclusioni

Se vi è stata diagnosticata una riserva ovarica scarsa o l'infertilità legata all'età, considerate la possibilità di prendere un integratore di DHEA per tre mesi prima del successivo ciclo di fecondazione in vitro per aumentare il numero e la qualità degli ovuli. Il dott. Gleicher riporta risultati davvero ottimi per l'uso del DHEA nelle pazienti della sua clinica: "Oltre il 90% delle pazienti che hanno preso il DHEA sono venute da noi da altri programmi con il consiglio di farsi donare gli ovuli. Non sono solo donne con riserva ovarica scarsa, ma alcune l'hanno quasi nulla, e comunque riusciamo a farne restare incinte un terzo. È davvero sorprendente."

CAPITOLO 10

Integratori che possono fare più male che bene

Dato che la comunità medica in genere non dà alle donne informazioni complete su quali integratori possano migliorare la qualità degli ovuli, queste devono rivolgersi a fonti di informazione meno affidabili, e quindi finiscono per prendere integratori che non sono supportati da prove scientifiche.

Questo libro elenca un gran numero di studi clinici e di laboratorio che mostrano come determinati integratori possano migliorare la fertilità, ma bisogna anche fare attenzione a ciò che le donne prendono nella speranza di migliorare la qualità degli ovuli, e che invece risulta inefficace o non sicuro, o che in realtà ha l'effetto opposto a quello desiderato.

Picnogenolo

Il picnogenolo è un estratto brevettato della corteccia di pino che ha proprietà antiossidanti. Questa capacità antiossidante ha portato alcune persone a includerlo nella lista degli integratori vantaggiosi per la qualità degli ovuli, anche se non ci sono prove date da test clinici di buona qualità. Dato che il picnogenolo è un misto di composti che non si trovano in natura nell'organismo, ci sono ottime ragioni per essere cauti sui suoi effetti.

Al momento della stesura di questo libro, non ci sono studi clinici di buona qualità che mostrano che il picnogenolo possa migliorare la qualità degli ovuli, né che sia sicuro e non abbia effetti collaterali. L'azienda che lo produce, sul cui sito web si sbandierano 40 anni di ricerca in materia, identifica innumerevoli studi sull'uso del picnogenolo su numerose condizioni, tra cui l'infertilità maschile, ma non ne riporta nemmeno uno sulla qualità degli ovuli o sulla fertilità femminile.

Data la mancanza di prove, non ci sono ragioni per prendere questo integratore quando ne esistono di molto migliori, quali il CoQ10, la vitamina E e l'acido alfa-lipoico. Questi antiossidanti si trovano in natura nei follicoli ovarici, e le loro forme di integratori sono state ben studiate dal punto di vista della sicurezza e degli effetti collaterali in molti grandi studi doppi ciechi e controllati da placebo.

Pappa reale

La pappa reale è una sostanza secreta dalle api operaie per nutrire l'ape regina. Si pensa che la pappa reale contenga ormoni che rendono la regina molto fertile e ne allungano la vita. Basandosi su questo ruolo naturale, la pappa reale è stata a lungo consigliata come medicina alternativa nel contesto della fertilità. Proprio come il picnogenolo, la pappa reale è un mix di composti che non si trovano in natura nell'organismo umano.

Al momento della stesura di questo libro, non ci sono ricerche cliniche di buona qualità che confermano il ruolo della pappa reale nel migliorare la qualità degli ovuli, e anzi è stato trovato che questa può causare reazioni allergiche anche mortali, che si hanno perché la pappa reale contiene alcuni degli stessi allergeni che si trovano nel veleno delle api. Inoltre, dato che la pappa reale contiene una miscela di sostanze che agiscono come ormoni, può avere degli effetti impredicibili e danneggiare il normale equilibrio ormonale. Data l'incertezza dei benefici e i suoi possibili effetti collaterali, si sconsiglia di prendere la pappa reale come parte di un regime per migliorare la fertilità in modo naturale.

L-arginina

La L-arginina è un altro integratore che molte donne prendono per poter migliorare la qualità degli ovuli prima della fecondazione in vitro. A differenza del picnogenolo e della pappa reale, questa si trova in natura nel fluido dei follicoli ovarici, ma ciò non significa che prenderla sotto forma di integratore dia dei sicuri benefici alla qualità degli ovuli.

La teoria dietro l'uso di L-arginina per migliorare la qualità degli ovuli è che aumenti la produzione di ossido nitrico, che dilata i vasi sanguigni e quindi dovrebbe aumentare il flusso sanguigno verso le ovaie e l'utero, portando con sé ormoni e nutrienti che sostengono la crescita dei follicoli.

In uno degli studi preliminari per migliorare i risultati della fecondazione in vitro usando la L-arginina, gli integratori hanno avuto l'effetto sperato di migliorare il flusso sanguigno. In quello studio è stato somministrato un integratore di L-arginina a donne a "risposta scarsa" alla fecondazione in vitro. Queste donne sono coloro che hanno una storia di cicli di fecondazione in vitro in cui non maturano abbastanza follicoli dopo la stimolazione con i farmaci, e quindi si deve annullare il ciclo. Si pensa che questo sia causato dalla diminuzione nel numero e nella qualità degli ovuli, spesso dovuta all'età.

Quando a 17 donne con risposta scarsa è stata data l'L-arginina durante un ciclo di fecondazione in vitro e queste sono state paragonate con un gruppo di donne con risposta scarsa che non prendeva l'integratore, è sembrato che l'effetto fosse benefico: meno cicli erano stati annullati, era stato estratto un maggior numero di ovuli ed erano stati trasferiti più embrioni. Nel gruppo ci sono state tre gravidanze, e nessuna nel gruppo di controllo, ma tutte e tre le gravidanze sono terminate con un aborto spontaneo, un chiaro segno che qualcosa non andava con la qualità degli ovuli. Nonostante tutto, gli autori hanno concluso che gli integratori di L-arginina potrebbero migliorare la percentuale di gravidanza nelle donne con flusso sanguigno non ottimale.

Anche se questa ricerca sembra essere una buona notizia, le successive, fatte dagli stessi medici qualche anno dopo, hanno rivelato che gli integratori di L-arginina in realtà possono diminuire la qualità degli ovuli e degli embrioni. A differenza del primo studio, il successivo ha considerato donne con infertilità dovuta alle tube, invece che donne a risposta scarsa, e si pensava che la L-arginina portasse agli stessi benefici dovuti al miglioramento del flusso sanguigno durante la fecondazione in vitro.

I risultati sono invece stati inaspettati: le donne che avevano ricevuto la L-arginina invece di un placebo avevano avuto meno embrioni di buona qualità, e una possibilità di restare incinte minore. La percentuale di gravidanza per ciclo si è quasi dimezzata (16.6% invece di 31.6%), come anche la percentuale di gravidanza per embrione trasferito (18.7% invece di 37.5%); la qualità dell'embrione, misurata dall'aspetto dell'embrione stesso, ha avuto anch'essa un effetto negativo a causa della L-arginina.

Questa ricerca dimostra che gli integratori di L-arginina possono dare significativi effetti negativi sulla qualità degli ovuli e degli embrioni. Si pensa che questo avvenga perché si ha un aumento nella permeabilità; questo effetto all'inizio era considerato positivo, ma, invece di migliorare le condizioni per la crescita dei follicoli, permette agli ormoni di entrare nei follicoli con troppa facilità e troppo presto nel processo di sviluppo dell'ovulo, e quindi si ha una crescita troppo veloce e inconsistente dei follicoli.

Conclusioni

L'attuale ricerca scientifica non fornisce basi per assumere picnogenolo, pappa reale o L-arginina per migliorare la fertilità. Molte donne prendono questi integratori con la speranza di migliorare la qualità o il numero degli ovuli, ma ad oggi ci sono pochissime prove della loro sicurezza o efficacia. Questi integratori non testati possono addirittura peggiorare il problema, nello specifico la L-arginina.

Parte 3

La visione completa

CAPITOLO 11

La dieta per la qualità degli ovuli

PER MOLTI NON sarà una sorpresa che la dieta possa avere una grossa influenza sulla fertilità. Esistono molti libri sull'argomento, ma sfortunatamente questa abbondanza di consigli nutrizionali è spesso basata su idee generali di "dieta salutare" invece che su solide prove scientifiche. Quando affrontiamo la ricerca reale su come la dieta possa avere conseguenze sulla fertilità, emergono schemi sorprendenti.

Questo capitolo inizia con il cambiamento più potente che potete fare alla vostra dieta: il passaggio da carboidrati raffinati a carboidrati da digerire lentamente. Questo primo passo è critico per migliorare la qualità degli ovuli e la fertilità.

I carboidrati e la fertilità

Uno degli scopi di una dieta per la fertilità è bilanciare lo zucchero nel sangue e il livello di insulina scegliendo il tipo corretto di carboidrati. Per capire perché alcuni di questi sono negativi per la fertilità, dobbiamo trattare brevemente cosa accade quando ne mangiamo.

Dopo aver consumato i carboidrati raffinati, come il pane bianco, gli amidi vengono velocemente spezzati dagli enzimi del sistema digerente. Dato che l'amido non è altro che una lunga catena di molecole di glucosio legate una all'altra, quando lo si digerisce, il glucosio viene rilasciato nel sangue, alzando rapidamente i livelli di zucchero.

Nei carboidrati raffinati, nei quali il cereale è stato frantumato e polverizzato in minuscole particelle per fare la farina, le molecole di amido sono facilmente accessibili agli enzimi digestivi, quindi possono essere spezzate con molta rapidità.

Al contrario, i cereali e i semi non raffinati come la quinoa hanno bisogno di un tempo molto più lungo per spezzarsi, perché gli amidi sono ancora avvolti nel grano o nel seme. Come risultato, vengono digeriti con maggiore lentezza, e le molecole di glucosio vengono rilasciate in modo graduale nel tempo. Questo significa che la risposta dello zucchero nel sangue dopo aver mangiato cereali non raffinati è molto più lenta e costante e, invece che con un picco repentino, sale in modo graduale.

Uno dei problemi di avere un picco improvviso nei livelli di glucosio nel sangue è che il pancreas rilascia un grosso quantitativo di insulina per far sì che le cellule dei muscoli prendano il glucosio dal sangue. Questo sistema è importante, perché se tutto il glucosio in eccesso restasse nel sangue, danneggerebbe rapidamente l'organismo. Un esempio tragico di questo effetto è il fatto che a persone diabetiche a volte è necessario amputare gli arti. Il glucosio deve essere immagazzinato in modo sicuro nei muscoli, oppure convertito in grasso; è l'insulina che si occupa di dire ai muscoli e alle cellule grasse di assimilare il glucosio.

Più alto è il livello di glucosio nel sangue, più insulina viene rilasciata. Spesso, dopo un picco rapido di glucosio, la risposta dell'insulina è troppo marcata, e quindi i livelli di glucosio si abbassano troppo. In questo modo l'organismo stimola l'assunzione di altri carboidrati, e il ciclo ricomincia.

Nel tempo, con frequenti livelli alti di insulina, le cellule diventano resistenti al messaggio di quest'ultima di assimilare il glucosio, una condizione chiamata "resistenza all'insulina". Il glucosio nel sangue resta a livelli alti, il corpo compensa producendo ancora più insulina, e si ha il caos.

Tutto questo zucchero e insulina è un grosso problema per la fertilità, perché danneggia l'equilibrio degli altri ormoni che regolano il sistema riproduttivo. Per molti è una sorpresa che l'insulina non regoli solo l'assimilazione del glucosio e il metabolismo, ma anche la riproduzione, legandosi ai recettori nelle ovaie e alterando i livelli di altri ormoni riproduttivi.

Ad esempio, troppa insulina porta a un livello troppo alto di testosterone e altri ormoni "maschili" simili. Molti ricercatori ora pensano che questo sbilanciamento ormonale sia la causa della PCO, uno dei motivi più comuni dell'infertilità. Come risultato, la PCO è un chiaro esempio di come l'insulina possa ridurre la fertilità, ed è utile capire questa condizione anche se non ne siete affette.

Uno dei modi in cui la funzione dell'insulina viene danneggiata nelle persone con la PCO è che i muscoli diventano "resistenti" al messaggio dell'insulina di assimilare il glucosio perché c'è un difetto nel percorso di comunicazione. Il risultato pratico è che l'insulina non funziona come dovrebbe nel dire ai muscoli di assimilare il glucosio, quindi ne viene prodotta sempre di più nello sforzo di tenere sotto controllo lo zucchero nel sangue.

Se anche i muscoli non rispondono all'insulina come dovrebbero, i recettori di insulina nelle ovaie usano un diverso percorso di comunicazione che funziona ancora nel modo giusto. Come risultato, le ovaie rispondono bene al messaggio dell'insulina di alterare la produzione di ormone, solo che ora in circolo c'è molta più insulina del normale, quindi la produzione di ormoni nelle ovaie è alterata, e la cosa interferisce con l'ovulazione e la fertilità.

Capendo questo meccanismo, è facile vedere come livelli di insulina più alti del normale, causati da una dieta troppo ricca di carboidrati raffinati e zuccheri, possano danneggiare la produzione di ormoni nelle ovaie.

I ricercatori hanno confermato che lo zucchero nel sangue e l'insulina non danneggiano la fertilità solo nelle donne con la PCO, ma anche in donne altrimenti sane.

Come l'insulina danneggia l'ovulazione

Uno dei primi studi che mostrano come i livelli di zucchero nel sangue danneggino la fertilità nelle donne sane è stato pubblicato nel 1999 da un gruppo di ricercatori danesi. In 165 coppie che cercavano di concepire, i ricercatori hanno analizzato un marcatore dei livelli di zucchero sanguigno nei precedenti 3-4 mesi, misurando i livelli di emoglobina glicata, abbreviata con A1C. L'emoglobina è una proteina delle cellule rosse del sangue; "glicata" significa che ci si sono attaccate molecole di zucchero. L'A1C riflette i livelli medi di glucosio nel sangue perché, quando sono alti, le molecole di zucchero si attaccano alla proteina dell'emoglobina. Più emoglobina ricoperta di zucchero c'è nel sangue, più alti sono stati i livelli di zucchero dei mesi precedenti. Per questa ragione, l'A1C viene tipicamente usata come misura del diabete.

Quello che i ricercatori danesi hanno scoperto in questo studio è stato sorprendente: le donne con livelli di A1C alti ma ancora normali avevano solo una probabilità *dimezzata* di restare incinte nei sei mesi successivi, se paragonate con donne con livelli di A1C normali. Questo vuol dire che le donne che nei precedenti 3-4 mesi avevano avuto livelli di zucchero nel sangue anche di poco sopra la media avevano una fertilità significativamente ridotta.

Le donne con livelli di A1C alti ma ancora nella norma avevano anche cambiamenti ormonali simili a una versione più leggera di quelli che si hanno nella PCO. Questi risultati danno una prova evidente che anche lievi aumenti dello zucchero nel sangue possono danneggiare il sistema ormonale che controlla la fertilità.

Questo ci porta a una delle più importanti fonti di informazioni su come l'alimentazione influisca sulla fertilità: il Nurses Health Study. Questo studio straordinario ha rivelato diversi fattori che influiscono sulla fertilità; il più importante è il tipo di carboidrati presenti nella dieta. Prima di discutere le scoperte specifiche di questo studio, vale la pena notare quanto sia stato enorme.

Il Nurses Health Study è cominciato nel 1975 e ha seguito migliaia di infermiere in diversi decenni. Originariamente era stato progettato per determinare gli effetti a lungo termine del controllo delle nascite, ma si è evoluto rapidamente in un'analisi più vasta sull'impatto dello stile di vita sulla salute e la malattia, diventando uno degli studi più completi mai effettuati.

Nel 1989, è stata cominciata una seconda edizione del Nurses Health Study per rispondere a domande più dettagliate ed esplorare specifici problemi di salute, quali la fertilità, che non potevano essere analizzati appieno nella prima versione dello studio. A questa seconda parte hanno partecipato più di 100.000 donne. Ogni 2 anni, a queste donne sono state poste domande dettagliate sulla loro dieta, sull'esercizio fisico fatto e su molti altri fattori del loro stile di vita, insieme al fatto che fossero rimaste incinte o avessero avuto un aborto.

Da questo gruppo di 100.000, gli scienziati della Harvard School of Public Health hanno selezionato un sottogruppo di più di 18.000 donne che stavano cercando di restare incinte e non avevano avuto problemi precedenti di infertilità. I ricercatori hanno analizzato 8 anni di dati da questo sottogruppo per sviluppare una visione di come l'alimentazione possa influire sulla fertilità. Hanno quindi separato le donne in altri due sottogruppi: quelle che dicevano di avere avuto infertilità causata dall'ovulazione irregolare o mancante, e le altre. I ricercatori hanno poi paragonato gli schemi di alimentazione dei due gruppi.

Alla fine di questa corposa analisi, il Nurses Health Study ha rivelato che, anche se la quantità totale di carboidrati nella dieta non era connessa all'ovulazione, il loro *tipo* era molto importante. Le donne che assumevano carboidrati facilmente digeribili che alzano rapidamente i livelli dello zucchero nel sangue avevano una probabilità del 78% più alta di essere non fertili per problemi di ovulazione, rispetto a quelle che assumevano carboidrati a digestione lenta. In particolare, gli specifici carboidrati collegati al rischio più alto di infertilità erano i cereali per la colazione freddi, il riso bianco e le patate, mentre il riso e il pane integrali erano legati a un rischio di infertilità minore.

Per lo scopo dello studio, i carboidrati sono stati suddivisi in due categorie: "lenti" o "veloci", a seconda dell'indice glicemico. Si misura in questo modo l'aumento dei livelli di glucosio nel sangue in un periodo di tempo indicato, dopo aver mangiato una quantità data di carboidrati. Un carboidrato ad alta glicemia, che in genere è altamente raffinato, è quindi "veloce", e alza i livelli di zucchero troppo e troppo velocemente. Un carboidrato a bassa glicemia, in genere poco raffinato, è "lento".

Per paragonare meglio i diversi cibi, i ricercatori che analizzavano il Nurses Health Study sono andati un passo oltre l'indice glicemico, e hanno categorizzato gli alimenti secondo il loro "carico glicemico", un indice più complesso che prende in considerazione il fatto che si debba mangiare delle quantità diverse di cibi diversi per assumere la stessa quantità di carboidrati.

Ad esempio, il riso basmati ha un indice glicemico più basso del cocomero, cosa che potrebbe portare a pensare che il riso abbia un impatto minore sui livelli di zucchero nel sangue; in realtà, in una normale porzione, il riso avrebbe un impatto molto maggiore perché ha una quantità di carboidrati totali più alta, mentre il cocomero è principalmente composto da acqua. Il carico glicemico è una misura molto più utile perché riflette l'impatto di una porzione normale sui livelli di zucchero nel sangue.

L'impressionante scoperta del Nurses Health Study è stata che le donne che seguivano una dieta di carboidrati a bassa glicemia, o "lenti", avevano una probabilità più bassa di infertilità dovuta all'ovulazione. Quindi, modificando la dieta in modo da preferire i carboidrati lenti, quali le farine non raffinate, a quelli veloci come le patate, potete bilanciare lo zucchero nel sangue e i livelli di insulina, e quindi ribilanciare gli ormoni della fertilità.

L'enormità dell'impatto dei livelli di zucchero nel sangue sui risultati della fertilità in tutti questi studi è scioccante, ma il trend generale non lo è; ci aspettiamo infatti che alti livelli di zucchero nel sangue e di insulina contribuiscano all'infertilità, perché sappiamo che le persone con tali livelli alti sono a rischio per una vasta gamma di problemi di fertilità. È noto da molti anni che il diabete e l'insulinoresistenza contribuiscono ai disordini dell'ovulazione, a una scarsa qualità degli ovuli, a basse percentuali di successo nella fecondazione in vitro e a un rischio più alto di aborto spontaneo.

La resistenza all'insulina e gli alti livelli di insulina sono caratteristiche molto comuni nelle donne con la PCO che non ovulano, e l'ovulazione spesso può essere ripristinata o molto migliorata prendendo farmaci che migliorano la funzione dell'insulina. La resistenza all'insulina è anche molto più comune nelle donne non fertili che hanno un disordine dell'ovulazione, anche senza la PCO.

Si pensa che gli alti livelli di insulina danneggino il delicato equilibrio degli ormoni nelle ovaie. In particolare, l'insulina aumenta il livello di ormoni "maschili" come il testosterone, che normalmente sono presenti nelle ovaie in quantità molto limitate. Questi ormoni, che si chiamano "androgeni", incoraggiano il primo sviluppo dei follicoli, ma possono interferire con gli ultimi stadi dello sviluppo degli ovuli.

Alti livelli di androgeni possono fare in modo che i piccoli follicoli comincino a svilupparsi, ma che l'ovulo al loro interno non maturi in modo corretto, e quindi come risultato non si abbia ovulazione. L'eccesso di ormoni androgeni come il testosterone può anche causare altri sintomi della PCO: acne, crescita di peli facciali e aumento di peso.

La ricerca dimostra anche che questo impatto ormonale dell'insulina sulla fertilità non solo è rilevante per la PCO, ma può anche avvenire in forma più debole in donne che consumano carboidrati ad alta glicemia e hanno una storia di livelli alti di zucchero nel sangue. Anche in donne normali e sane, l'insulina elevata può quindi contribuire all'infertilità dovuta all'ovulazione.

La buona notizia è che ripristinare le funzioni dell'insulina migliora l'ovulazione e la fertilità, e che le donne con la PCO hanno spesso un netto miglioramento nei sintomi dopo aver messo sotto controllo i livelli di insulina.

I problemi di ovulazione però non sono i soli modi in cui l'insulina alta e i livelli di glucosio influiscono sulla fertilità: c'è anche un effetto significativo sulla qualità degli ovuli.

L'insulina e la qualità degli ovuli

La ricerca ha mostrato che i livelli alti di zucchero nel sangue e di insulina diminuiscono in modo notevole la qualità degli ovuli. Questo, a sua volta, riduce la percentuale di embrioni che si possono impiantare con successo nell'utero e l'efficacia della fecondazione in vitro, e aumenta il rischio di aborti prematuri.

L'impatto dell'insulina sulla qualità degli ovuli è particolarmente evidente nel contesto della fecondazione in vitro, come dei ricercatori giapponesi hanno dimostrato nel 2011. Per capire se c'era un collegamento tra i livelli alti di zucchero nel sangue e il risultato dei cicli di fecondazione in vitro, i ricercatori hanno misurato questi livelli in 150 donne con vari tipi di infertilità, trattate in una clinica di fecondazione in vitro.

Invece di controllare solo il livello di zucchero nel sangue in un determinato momento, o l'emoglobina glicata come nello studio danese citato sopra, il gruppo giapponese ha misurato i livelli di "prodotti finali della glicosilazione avanzata", molecole che si accumulano nel sangue come risultato di alti livelli di zucchero prolungati nel tempo.

I ricercatori giapponesi hanno scoperto che alle donne con alti livelli di queste molecole venivano estratti meno ovuli, se ne fecondavano meno, e avevano meno embrioni di buona qualità. Anche la percentuale di gravidanze era molto minore: il 23% per le donne con livelli normali di quei marcatori, mentre solo il 3-4% nelle donne con livelli alti a indicare una storia di alto zucchero nel sangue.

Cosa importante, questo studio non analizzava donne per cui era noto il fattore di rischio dell'insulinoresistenza, ma piuttosto quelle che avevano una varietà di diverse cause di infertilità, tra cui problemi alle tube e infertilità inspiegata. Questo significa che i risultati sono probabilmente rilevanti per tutte le donne che stanno cercando di concepire. In genere, quindi, è necessario controllare i livelli di zucchero nel sangue per avere una qualità ottimale degli ovuli. Infine, c'è un altro fattore da considerare quando si parla di insulina e fertilità, ed è il rischio di aborto spontaneo.

L'insulina e il rischio di aborto spontaneo

Anche se spesso non viene preso in considerazione dai medici, c'è un chiaro collegamento tra la resistenza all'insulina e il rischio di aborto spontaneo. Più di dieci anni fa, gli scienziati hanno trovato che la percentuale di insulinoresistenza nelle donne con aborti spontanei ricorrenti era quasi tre volte più alta del normale. Anche se il meccanismo preciso di questo collegamento non è ben chiaro, la ricerca mostra che alto zucchero nel sangue o alti livelli di insulina possono aumentare in modo notevole il rischio di aborto spontaneo.

Mettiamo insieme il tutto

Il chiaro messaggio di tutta questa ricerca è che non tenere sotto controllo lo zucchero nel sangue e l'insulina è negativo per la fertilità, per *tutte* le donne che cercano di concepire. Ciò è evidente in modo particolare dallo studio danese, che ha trovato che tutte le donne con livelli alti, anche se nella norma, di emoglobina glicata avevano solo una probabilità dimezzata di restare incinte rispetto a quelle con livelli più bassi.

Anche se non avete ragione di credere di avere una delle condizioni comuni legate ai livelli alti di insulina (PCO, diabete, sindrome metabolica o obesità), in questo caso sono rilevanti tutte le ricerche che mostrano come i livelli alti di zucchero nel sangue e di insulina contribuiscono all'infertilità in queste condizioni, perché gli studi mostrano come anche livelli di poco alti, nel tempo, possano diminuire la qualità degli ovuli e la fertilità allo stesso modo, solo in quantità minore.

Ma ci sono buone notizie: ora che capiamo l'impatto

negativo degli alti livelli di insulina, abbiamo l'opportunità di fare la differenza tenendola sotto controllo. Gli studi confermano che farlo migliora l'ovulazione, la qualità degli ovuli e la fertilità.

Come scegliere i carboidrati per ottimizzare la fertilità

Qual è il miglior modo di gestire i livelli di zucchero nel sangue e di insulina per poter meglio concepire? Una possibilità è fare una dieta con pochissimi carboidrati, ma questo non è consigliato, perché la ricerca ha dimostrato che questo tipo di dieta è difficile da seguire per molto tempo, e può privare l'organismo di nutrienti chiave. Un approccio più semplice ed efficace è di selezionare con attenzione i giusti carboidrati: scegliere quindi quelli che si digeriscono lentamente e che alzano solo di poco lo zucchero nel sangue, e quindi prevengono i picchi insulinici.

Un buon punto di partenza per scegliere i carboidrati è l'indice glicemico, e sappiamo che una dieta a bassa glicemia può prevenire in modo efficace livelli alti di zucchero nel sangue e migliorare la funzionalità dell'insulina. Anche se fornisce un punto di partenza valido per scegliere i carboidrati, l'indice glicemico ha delle limitazioni, perché sottostima l'effetto degli zuccheri semplici. Come risultato, per avere l'effetto migliore sulla fertilità, dobbiamo modificare la normale dieta a bassa glicemia limitando con attenzione tutti gli zuccheri, indipendentemente da quello che ci dice l'indice glicemico. Ma prima di parlare degli zuccheri, partiamo con gli alimenti per cui l'indice glicemico è più utile: i cereali e gli amidi.

Per controllare i livelli di insulina, la filosofia generale per i cereali dovrebbe essere di scegliere quelli meno raffinati, come riso selvatico, fagioli, semi e riso integrale.

Per massimizzare la fertilità è anche importante fare attenzione agli zuccheri, in particolare ai cibi dolci che non hanno qualità nutrizionali. Anche se la frutta contiene zuccheri, le vitamine, gli antiossidanti e la fibra che vi si trovano sono benefici, e compensano l'impatto sullo zucchero nel sangue. La stessa cosa non si può dire per le bevande gassate o le caramelle, che alzano lo zucchero nel sangue e i livelli di insulina senza saziare, e senza fornire vitamine o altri nutrienti. Per migliorare la fertilità, cercate di fare sì che la frutta sia l'unica fonte principale di zucchero nella dieta.

Le verdure hanno effetto sullo zucchero nel sangue?

Quasi tutte le verdure sono ottimi alimenti per la fertilità; le uniche a cui fare attenzione sono quelle contenenti amido o dolci, come le patate, le zucche, le patate dolci, le carote e il mais. Queste verdure hanno un impatto sui livelli di zucchero nel sangue più alto di altre, ma in genere questo è compensato dal valore nutrizionale che forniscono.

Le eccezioni possono essere le patate e il mais, che alzano di parecchio i livelli di glucosio e hanno pochi antiossidanti e nutrienti se paragonati con altre verdure. Come risultato, il valore nutrizionale che forniscono non compensa il costo in termini di zucchero nel sangue. Al contrario, le patate dolci, le carote e la zucca sono ricche di betacarotene, un precursore della vitamina A che è molto importante per la fertilità. Queste verdure dal colore acceso sono ricche anche di molte altre vitamine, e sono una buona scelta nutrizionale.

Altri benefici del bilanciamento dello zucchero nel sangue

Un vantaggio aggiuntivo di togliere gli zuccheri e di scegliere carboidrati ad assunzione lenta è che, visti i livelli costanti di zucchero nel sangue e di insulina, invece che picchi e cali improvvisi, vi sentirete piene più facilmente e desidererete meno carboidrati. Questo avviene perché l'improvviso rilascio di insulina per gestire i livelli alti di zucchero nel sangue fa calare troppo la glicemia, e vi fa quindi desiderare altri carboidrati.

Al contrario, quando il livello di zucchero nel sangue sale in modo graduale, la risposta relativamente più bassa dell'insulina non vi fa calare tanto la glicemia; è probabile quindi che il vostro umore migliori, il livello di energia si alzi e non desideriate tanto mangiare. Se siete sovrappeso, questa strategia vi aiuterà a perdere peso senza sentire la fame. Anche questo può essere un grosso beneficio per la fertilità: nelle donne sovrappeso anche un 5-10% di peso perso può ripristinare la fertilità.

Conclusione sui carboidrati

In breve, per migliorare la fertilità, i migliori carboidrati sono i cereali integrali e le verdure piene di vitamine. Quando mangiate carboidrati raffinati, sceglietene le versioni con più fibre e minimizzate tutte le forme di zuccheri. Questo piano stabilizzerà il vostro zucchero nel sangue e i livelli di insulina, e quindi ribilancerà gli altri ormoni coinvolti nella fertilità, dandovi migliori possibilità di restare incinte.

Grassi trans

La resistenza all'insulina non è solo un risultato dei carboidrati a rilascio veloce, ma un altro possibile fattore è un'assunzione eccessiva di grassi trans. Per questa ragione, evitare i grassi trans è un altro importante obiettivo della dieta per la fertilità.

I grassi trans si trovano più che altro nei cibi cotti e fritti commerciali, quali le ciambelle e i biscotti. Si tratta di grassi prodotti dall'uomo per aumentare la vita sullo scaffale dei prodotti e per permettere di riutilizzare l'olio dopo che è stato riscaldato. Una ricerca ha collegato i grassi trans a una gamma di problemi di salute, e molti governi hanno obbligato all'etichettatura o alla limitazione di tali grassi nei prodotti. Questo ha portato una diminuzione nel loro uso, e le principali aziende hanno riformulato i loro prodotti per ridurli o eliminarli.

Alcune nazioni europee hanno vietato del tutto l'uso dei grassi trans, e gli Stati Uniti si stanno adeguando.

Sfortunatamente, non ci vuole molto perché i grassi trans abbiano un effetto dannoso; anche pochi grammi al giorno portano a un aumento del rischio di diabete di tipo II, resistenza all'insulina, malattie cardiovascolari e infiammazioni. Come risultato del Nurses Health Study, sappiamo che i grassi trans aumentano anche in modo significativo il rischio di infertilità.

Quando hanno analizzato il consumo di grassi trans nei dati del Nurses Health Study, i ricercatori di Harvard hanno scoperto che consumare anche una piccola quantità di grassi trans al posto dei grassi monoinsaturi portava a un rischio più che doppio di infertilità dovuta all'ovulazione.

Si crede che i grassi trans siano tanto problematici per la fertilità perché diminuiscono l'attività di recettori specifici coinvolti nel metabolismo. Questi recettori, chiamati recettori gamma attivati dai proliferatori dei perossisomi (PPAR-gamma), sono coinvolti nelle funzioni dell'insulina. Vari farmaci progettati per migliorare la funzione dell'insulina nei diabetici e nelle pazienti con la PCO hanno come obiettivo diretto questi recettori, in modo che possano migliorare la funzione dell'insulina. Sembra che i grassi trans facciano esattamente l'opposto, e interferiscano con le funzioni di questi recettori. Non ci deve sorprendere, quindi, che i grassi trans possano contribuire a una riduzione della funzione dell'insulina, che ora sappiamo può contribuire all'infertilità.

La soluzione semplice è limitare i grassi trans nella dieta, il più possibile; non hanno qualità nutritive interessanti e tipicamente non si trovano nel cibo sano e naturale. Il modo più semplice per evitarli è evitare il cibo molto elaborato e leggere tutte le etichette. Se trovate indicato grasso "idrogenato" o "parzialmente idrogenato", vuol dire che il cibo contiene grassi trans.

Aumentare la fertilità con la dieta mediterranea

Oltre i carboidrati e i grassi trans, ci sono sempre più prove che mostrano come gli schemi di dieta generali possano avere un impatto sulla fertilità. Dei questionari sulla dieta fatti alle donne che si sottoponevano alla fecondazione in vitro o che cercavano di concepire in modo naturale hanno rivelato che una dieta basata su verdure, frutta, oli vegetali, legumi e proteine magre (in particolare pesce), insieme a carboidrati a basso indice glicemico, migliora di molto la fertilità.

Il Nurses Health Study è lo studio di gran lunga più grande

e dettagliato che studia come la dieta generale influisca sulla fertilità. Studiando le diete di migliaia di donne che hanno partecipato allo studio mentre cercavano di concepire, i ricercatori hanno scoperto un gruppo di specifici fattori associati a un minore rischio di infertilità.

In particolare, i ricercatori hanno scoperto che la dieta con il rischio più basso era basata su un consumo più alto di acidi grassi monoinsaturi, invece che fonti di proteine animali, carboidrati a bassa glicemia e, cosa inaspettata, un consumo maggiore di latticini da latte intero. Le donne che seguivano in modo pedissequo questa dieta avevano un rischio del 60% più basso di infertilità dovuta all'ovulazione e del 27% più basso di infertilità dovuta ad altre cause.

Il Nurses Health Study quindi suggerisce che la dieta può fare grandi passi nella prevenzione dell'infertilità causata da disordini ovulatori, ma la concentrazione su questo tipo di problemi in questo studio è importante da notare; si fa riferimento, infatti, a donne che hanno difficoltà a concepire perché non ovulano in modo regolare, e la PCO è di gran lunga la causa più comune di questo problema. Dal solo Nurses Health Study non possiamo sapere se altri tipi di infertilità, quali quelli da età o da scarsa qualità degli ovuli, possano trarre beneficio da linee guida diverse per la dieta.

Per capire meglio come la dieta influisca su queste altre cause di infertilità, dobbiamo andare oltre il Nurses Health Study e studiare la ricerca su come la dieta influisca sulle percentuali di successo della fecondazione in vitro. Questo ci permette di identificare la dieta più utile per le donne che cercano di concepire con questo metodo, nel quale spesso è la qualità degli ovuli il fattore limitante.

Uno degli studi più interessanti sulla dieta e la fecondazione in vitro ha analizzato 161 coppie in una clinica olandese; dopo aver analizzato la dieta delle donne, i ricercatori hanno scoperto che quelle che seguivano una stretta dieta mediterranea prima del ciclo di fecondazione in vitro avevano una possibilità del 40% in più di restare incinte. La "dieta mediterranea" in questo studio era caratterizzata da un grande apporto di verdure, olio vegetale, pesce e legumi, e un apporto minore di spuntini elaborati.

I ricercatori non erano certi del perché questa dieta migliorasse le possibilità di gravidanza in modo così netto, ma hanno suggerito che sia dovuto a specifiche vitamine e acidi grassi. Questa teoria è supportata in modo forte dal fatto che le donne che seguivano questa dieta avevano livelli molto più alti di folato (che si trova nei cereali e nelle verdure) e più alti di vitamina B6 e B12 (che si trovano nel pesce, nei latticini, nelle uova e nella carne).

Ciascuna di queste vitamine migliora la fertilità in vari modi, ma il loro impatto maggiore può essere quello di ridurre i livelli di un amminoacido dannoso: l'omocisteina. I ricercatori olandesi hanno trovato che più le donne seguivano in modo stretto la dieta mediterranea, più basso era il loro livello di omocisteina.

Come descritto nei capitoli precedenti, gli scienziati sanno da anni che una carenza di folato o di vitamina B12 fa sì che l'omocisteina cresca nell'organismo, il che a sua volta riduce il numero e la qualità degli ovuli nei cicli di fecondazione in vitro e la qualità degli embrioni. Alti livelli di omocisteina sono anche stati collegati a un alto rischio di aborto spontaneo.

La dieta mediterranea può quindi migliorare le possibilità di gravidanza nella fecondazione in vitro aumentando i livelli di vitamine chiave per la fertilità e diminuendo l'omocisteina, e quindi aumentando la qualità degli ovuli e degli embrioni.

La vitamina B6 da sola potrebbe avere anch'essa un impatto notevole sulla fertilità nelle donne che seguono la dieta mediterranea, perché la ricerca ha stabilito che dare integratori di vitamina B6 alle donne non fertili aumenta la possibilità di concepire del 40% e diminuisce gli aborti prematuri del 30%. La vitamina B6 si trova in particolare nel pesce, un componente chiave della dieta mediterranea.

Se le vitamine B6 e B12 sono parte della ragione del successo della dieta mediterranea nel migliorare i risultati della fecondazione in vitro, il consiglio del Nurses Health Study di scegliere le proteine vegetali invece di quelle animali potrebbe essere controproducente: se è la qualità degli ovuli il fattore limitante nella vostra capacità di restare incinta (se avete più di 35 anni o avete avuto dei cicli di fecondazione in vitro falliti, ad esempio), assumere livelli adeguati di vitamina B12 è importante, e questa si trova solo nel cibo animale. La carenza di questa vitamina è molto comune nei vegetariani e in particolare nei vegani. Anche la vitamina B6 si trova molto più facilmente nel cibo di origine animale, come il pesce, il maiale e il pollo.

In un altro utile studio che analizzava il collegamento tra la dieta e le percentuali di gravidanza nella fecondazione in vitro, le donne che seguivano le linee guida olandesi sul consumo giornaliero di frutta, verdura, carne, pesce e prodotti derivati dal grano integrale avevano percentuali di gravidanza molto più alte. Queste linee guida consigliano di mangiare almeno due porzioni di frutta al giorno, almeno 200 grammi di verdura, usare oli monoinsaturi o polinsaturi, almeno tre porzioni di carne o sostituti alla settimana, almeno quattro fette di pane integrale al giorno, e almeno una porzione di pesce alla settimana. Questa dieta corrisponde in generale a quella mediterranea, anche se ha una quantità di pane maggiore.

I ricercatori hanno scoperto che le donne che seguivano queste linee guida più da vicino prima del ciclo di fecondazione in vitro avevano una possibilità di restare incinte più alta del 65%. Di nuovo, i ricercatori sospettano che siano gli effetti delle vitamine B come l'acido folico a spiegare questo miglioramento.

Un'altra possibilità espressa dai ricercatori è che la dieta mediterranea sia benefica perché include i grassi salutari che si trovano nel pesce. Uno studio separato, sempre olandese, ha affrontato la questione specifica dell'impatto degli acidi grassi polinsaturi e della dieta sulle percentuali di successo della fecondazione in vitro, e ha scoperto che le donne con i livelli più alti di acidi grassi omega-3 (che in genere si ottengono dal pesce) avevano una qualità degli embrioni migliore.

È ovvio che si debba evitare il pesce al mercurio mentre si cerca di concepire. I tipi di pesce che hanno livelli più alti di mercurio sono lo squalo, il pesce spada, quelli della famiglia Malacanthidae e lo sgombro reale. Anche il tonno pinna gialla ha una quantità moderata di mercurio, e quindi non va mangiato più di una volta alla settimana. In genere il tonno di altro genere non ha quantità di mercurio rilevanti.

Mettendo insieme le caratteristiche degli schemi di dieta benefici di questi studi, ci sono alcune caratteristiche comuni:

- Basso apporto di carboidrati raffinati
- Alto apporto di verdure, frutta e pesce

Alcol e caffeina

Ci sono alcune prove che limitare la caffeina e l'alcool possa essere d'aiuto alla fertilità, anche se la ricerca ancora non è del tutto coerente.

L'alcol ha effetti negativi sulla fertilità?

È chiaro che un alto consumo di alcool ha un impatto notevole sulla fertilità, ma le prove sono molto più ambigue sull'impatto del consumo occasionale. L'età delle donne studiate potrebbe aver complicato la ricerca, dato che uno studio danese ha scoperto che il consumo di alcool è un precursore dell'infertilità solo nelle donne sopra i 30 anni. Nel gruppo di età superiore, le donne che consumavano 7 o più bevande alcoliche alla settimana avevano una percentuale doppia di infertilità rispetto a quelle che ne consumavano meno di 1.

Uno studio danese di alto profilo, pubblicato nel 1998, ha indicato che l'assunzione di alcool è associata a una ridotta fertilità e a un aumento del tempo necessario per restare incinte, anche nelle donne che consumano cinque o meno bevande alcoliche alla settimana. Il consumo di alcool è stato anche legato all'infertilità ovulatoria in alcuni studi, ma non in altri.

I ricercatori hanno ora identificato un effetto negativo del consumo moderato di alcool sulla percentuale di successo della fecondazione in vitro. Il primo studio di questo genere, pubblicato dai ricercatori dell'Università della California nel 2003, ha trovato che il consumo di alcool nel mese precedente alla fecondazione in vitro ha un effetto molto significativo sulla percentuale di gravidanza, mentre l'alcool consumato nella settimana precedente raddoppia la percentuale di aborti spontanei. Il consumo di alcool è stato associato anche a una diminuzione del numero di ovuli estratti.

Più di recente, uno studio più ampio che analizzava la relazione tra alcool e successo nella fecondazione in vitro ha confermato l'effetto negativo dell'alcool, ma la differenza nelle percentuali di successo è stata molto minore di quanto indicato nella ricerca precedente. Questo studio, pubblicato nel 2011 dai ricercatori della Harvard Medical School, era basato su un questionario somministrato a più di 2000 coppie che si erano sottoposte alla fecondazione in vitro. I ricercatori hanno scoperto che, se paragonate con le donne che avevano assunto meno di 4 bevande alcoliche alla settimana, quelle che ne bevevano più avevano una percentuale di dare alla luce un figlio vivo del 16% più bassa.

Anche se le prove non sono del tutto coerenti sull'impatto di uno o due bibite alcoliche alla settimana, la ricerca mostra che un consumo maggiore di alcool è associato a un tempo più lungo per restare incinte e a una percentuale di successo per la fecondazione in vitro ridotta. Dato che una volta che resterete incinte dovrete comunque rinunciare all'alcool, probabilmente vale la pena iniziare prima e ridurlo o eliminarlo mentre cercate di concepire.

La caffeina e la fertilità

Le prove sono ancora meno chiare quando si parla di caffeina. Anche se un alto consumo di caffeina è stato legato a tempi più alti per restare incinte e a un aumento del rischio di aborto spontaneo, molti di questi studi hanno analizzato donne con un consumo maggiore di cinque o sei tazze di caffè americano al giorno. Ci sono poche ricerche che mostrano l'impatto di una o due tazze al giorno mentre si cerca di concepire.

Nonostante ciò, uno studio di Yale ha rivelato che le donne che erano abituate a bere tè o caffè in passato, ma avevano smesso prima del trattamento per la fertilità, avevano una percentuale di gravidanza e una probabilità di dare alla luce un figlio vivo più alte di coloro che continuavano con la loro abitudine. Inoltre, uno studio recente ha misurato i livelli di caffeina nei follicoli ovarici e ha dimostrato che questa sostanza raggiunge il fluido interno ai follicoli. Questo studio non ha trovato alcuna relazione tra i livelli di caffeina e la percentuale di gravidanza dopo una fecondazione in vitro, ma ha suggerito un possibile collegamento tra alti livelli di caffeina e aborti spontanei prematuri, insieme a una diminuzione del numero di embrioni di buona qualità.

Quindi, anche se forse non è necessario smettere di bere del tutto tè e caffè, ci sono ragioni per essere caute su quanta caffeina consumiamo. Nel contesto della fecondazione in vitro, ci può essere così tanto in ballo in termini di costo economico, disagi, ansia e sofferenza che forse sarete disposte a rinunciare alla caffeina, non si sa mai potesse fare la differenza; ma se non è questa la vostra filosofia, non sentitevi in colpa per una tazza di caffè o di tè.

CAPITOLO 12

L'altra metà dell'equazione: la qualità dello sperma

Alla maggior parte delle coppie che cercano di concepire non viene mai spiegato quali siano le basi della qualità dello sperma e della fertilità maschile. Questa mancanza di informazioni priva gli uomini della possibilità di migliorare la loro fertilità con passi semplici, ma supportati da anni di ricerca scientifica.

Se una coppia ha difficoltà a concepire per una scarsa qualità dello sperma o per una bassa conta degli spermatozoi, la concentrazione spesso si sposta sul partner donna e sulle diverse tecniche di riproduzione assistita che possono aggirare il problema dello sperma invece che affrontarlo, mentre sarebbe più razionale affrontarne le cause sottostanti e trovare soluzioni per la scarsa qualità dello sperma. Ma prima, dobbiamo sfatare alcuni miti riguardo alla fertilità maschile.

Mito #1:
Le difficoltà nel concepimento di solito sono da attribuire alla donna

Al contrario di ciò che si crede comunemente, l'infertilità maschile contribuisce in circa il 50% dei casi in cui una coppia ha difficoltà a concepire. La convinzione errata che sia più comune l'infertilità femminile può essere dovuta al fatto che il trattamento nelle cliniche di fertilità implica normalmente molte procedure, farmaci e iniezioni per le donne, ma non per gli uomini.

Anche se il partner femminile è quasi sempre il centro dell'attenzione dei trattamenti di fertilità come la IUI e la fecondazione in vitro, in molti casi questi sono necessari solo per aggirare problemi nella qualità dello sperma, piuttosto che affrontare reali problemi di fertilità femminile. Anche con questi trattamenti avanzati, la bassa qualità dello sperma può restare un problema critico e anche aumentare il rischio di aborto spontaneo. Alla fine, che una coppia stia provando a concepire in modo naturale o con la fecondazione in vitro, la parte maschile dell'equazione non va comunque ignorata.

Parte del problema è che la tradizionale analisi del seme fatta nelle cliniche di fertilità non è affatto adeguata. In un'analisi convenzionale vengono considerate tre misure, indicate insieme come "parametri seminali":

1. Conta/concentrazione dello sperma: il numero di spermatozoi per unità di volume del seme

2. Motilità: la capacità dello spermatozoo di nuotare verso l'ovulo

3. Morfologia: la percentuale di spermatozoi con forma e aspetto generale normali

Anche se un problema in uno di questi parametri rende molto più difficile concepire, questa analisi tradizionale non racconta tutta la storia: lo screening potrebbe risultare normale, ma la scarsa qualità dello sperma potrebbe restare un intralcio al concepimento, perché le misure tradizionali non studiano la qualità del DNA dentro lo sperma.

Le ultime ricerche suggeriscono che la qualità del DNA sia più importante dei normali parametri seminali. Il termine "qualità del DNA" si riferisce al fatto che il DNA possa avere mutazioni individuali, coppie di cromosomi mancanti o in più, o rotture fisiche nelle catene di DNA. Questo ultimo tipo di danno ha come risultato la frammentazione dei cromosomi, ed è questo che in genere viene usato per misurare la qualità del DNA nello sperma.

Ciascun tipo di danno al DNA causa il suo insieme di problemi: possibilità di fecondazione minore, minore probabilità per l'embrione di essere impiantato e portare a una gravidanza, maggior rischio che il bambino abbia seri difetti di nascita o malattie genetiche dovute a nuove mutazioni spontanee.

Stanno emergendo prove che i danni al DNA nello sperma possano aumentare anche il rischio di aborto spontaneo; in un recente studio, i ricercatori hanno trovato un livello molto più alto di danni nel DNA dello sperma nelle coppie con una storia di aborti inspiegati, cosa che suggerisce che i danni al DNA dello sperma possano essere un fattore che contribuisce agli aborti spontanei.

In breve, quanto sia danneggiato il DNA nello sperma è un fattore importante per le coppie che stanno cercando di concepire.

Mito #2:
La fertilità maschile non diminuisce dopo i 50 anni

La verità è che un normale uomo di 45 anni è molto meno fertile di uno con dieci anni di meno, dato che la qualità dello sperma comincia a diminuire anche dopo i 35 anni. Una buona parte di questo declino è che lo sperma di uomini più in là con l'età ha molti più danni e mutazioni al DNA e altre anomalie cromosomiche. In effetti, la frammentazione del DNA raddoppia dai 30 ai 45 anni.

Il declino nella fertilità maschile dovuto all'età è spesso sottovalutato. Molte persone pensano, sbagliando, che se una madre più avanti con gli anni ha una probabilità maggiore di avere un aborto o un figlio con un difetto di nascita come la sindrome di Down, l'età del padre non abbia effetti in questo senso. La ricerca mostra che i padri oltre i 40 anni hanno una percentuale del 20% più alta di avere un figlio con un grave difetto di nascita. Come risultato degli errori al DNA che aumentano con l'età, gli uomini oltre i 50 anni hanno una probabilità doppia di avere un figlio autistico, se paragonati con quelli sotto i 29. Livelli più alti di danni al DNA dello sperma corrispondono a un rischio più che doppio di aborto spontaneo.

Non è solo il DNA all'interno dello sperma che soffre con l'aumentare dell'età, ma anche la motilità comincia a diminuire a 35 anni, e l'età ha anche un effetto negativo sulla conta spermatica e sulla morfologia.

Ma non sono tutte cattive notizie: la ricerca mostra anche che in parte questo declino può essere contrastato e recuperato, e diversi studi hanno trovato che uomini più anziani che seguono una dieta salubre e prendono i giusti integratori hanno una qualità dello sperma simile a quella di uomini più giovani. Questo ci porta al mito più significativo di tutti.

Mito #3:
Non si può fare niente per migliorare la qualità del seme

Decenni di ricerca scientifica contraddicono questa credenza diffusa e mostrano che è possibile migliorare la qualità dello sperma e addirittura del DNA al suo interno. Farlo ha moltissimi vantaggi: aumenta la possibilità di concepire, che sia in modo naturale o con tecniche di riproduzione assistita quali la fecondazione in vitro, e riduce il rischio di aborto e difetti di nascita.

Per capire cosa è possibile fare per migliorare la qualità dello sperma, serve prima capire come questo venga danneggiato.

Il ciclo di produzione di uno spermatozoo dura un po' più di due mesi. Durante questo periodo, molti fattori ambientali e lo stile di vita possono influire sul processo, in meglio o in peggio, ma il fattore di gran lunga più importante è il livello di ossidazione.

L'ossidazione è una reazione chimica nell'organismo, analoga al metallo che crea la ruggine o una mela che si annerisce. Mentre vengono prodotti gli spermatozoi, si ha un livello di ossidazione normale e salutare che viene creato come risultato di processi biologici, e c'è un'armata di difensori che evitano che l'ossidazione sfugga al controllo. Il sistema di difesa comprende degli antiossidanti come le vitamine C ed E (lo sperma ha una concentrazione molto alta di vitamina C), insieme a enzimi speciali che esistono solo per proteggere lo sperma dal danno ossidativo.

Quando fattori legati allo stile di vita come l'esposizione a tossine o la carenza di alcune vitamine causano troppa ossidazione o compromettono il sistema di difesa antiossidante, il risultato è un danno ossidativo, che si pensa contribuisca a fino all'80% dei casi di infertilità maschile.

L'ossidazione influisce sui normali parametri seminali (conta spermatica, motilità e morfologia) e anche sul danno al DNA dello sperma. Una ricerca alla Cleveland Clinic ha confermato che gli uomini con alti livelli di ossidazione nel seme hanno una maggiore frammentazione del DNA e meno spermatozoi normali.

Problemi medici come infezioni, blocchi e vene varicose (varicocele) sono un fattore in circa un quarto dei casi di infertilità maschile. Se avete uno di questi problemi, potreste aver bisogno di farmaci o di piccole operazioni chirurgiche per migliorare la qualità dello sperma; questi trattamenti medici convenzionali non vi sollevano dal dover fare attenzione allo stile di vita e ai fattori nutrizionali che possono migliorare la qualità dello sperma.

La realtà è che un approccio naturale al miglioramento della qualità dello sperma può essere anche più critico negli uomini con malattie urologiche, perché molte di esse contribuiscono all'infertilità causando un aumento del danno ossidativo.

Migliorare la qualità dello sperma può essere particolarmente critico anche quando il partner donna ha una scarsa qualità degli ovuli; a differenza dello sperma, gli ovuli hanno la capacità specializzata di riparare il danno al DNA, cosa che permette di superare alcuni degli effetti negativi dello sperma danneggiato, ma il processo di riparazione del DNA funziona correttamente solo negli ovuli di buona qualità. Un ovulo di una donna in là con l'età potrebbe non essere in grado di riparare in modo corretto il DNA di uno sperma di qualità bassa, e quindi questo renderebbe più difficile concepire.

La buona notizia è che per la maggior parte degli uomini la qualità dello sperma può essere tenuta sotto controllo assumendo integratori vitaminici e con altri semplici passi che possono migliorare la risposta al danno ossidativo e quindi proteggere la fertilità.

Come migliorare la qualità del seme

Prendere un integratore giornaliero di antiossidanti

La cosa più importante che si possa fare per migliorare la qualità dello sperma è prendere un integratore giornaliero che contenga una combinazione di vitamine e antiossidanti. Esistono dozzine di studi che hanno dimostrato che prendere tutti i giorni un integratore di antiossidanti migliora la qualità dello sperma e aumenta le probabilità di concepimento. Questo è vero sia per le coppie che cercano di concepire in modo naturale, che per quelle che si sottopongono a trattamenti per la fertilità.

Un'analisi sistematica della ricerca in quest'area, esaminando 34 studi precedenti, ha determinato che gli uomini che prendono integratori di antiossidanti hanno più di 4 volte la possibilità di concepire, e quasi 5 volte di avere un bambino vivo rispetto agli uomini che non assumono antiossidanti;

inoltre, non ci sono studi che riportano effetti collaterali negativi della terapia usata.

Alcune ricerche suggeriscono che gli antiossidanti possono essere particolarmente potenti quando l'infertilità è causata da danni al DNA dello sperma. In uno studio, a uomini con elevata frammentazione del DNA sono state somministrate vitamine C ed E per due mesi dopo un tentativo fallito di fecondazione con ICSI (un approccio simile alla fecondazione in vitro, ma nel quale lo sperma viene iniettato direttamente nell'ovulo). I ricercatori hanno trovato un miglioramento straordinario nel tentativo successivo, con la percentuale di gravidanza clinica passata dal 7% al 48%.

Diversi studi usano diverse combinazioni di antiossidanti, ma quelli che sono stati analizzati più a fondo in questo contesto sono le vitamine C ed E, lo zinco, il folato e il selenio. Le vitamine C ed E agiscono direttamente come antiossidanti, mentre lo zinco, il folato e il selenio evitano l'ossidazione in modi più complessi, assistendo gli enzimi antiossidanti. Una carenza di zinco o folato può causare danni diretti al DNA.

Anche se molti studi hanno cercato di scoprire quali di queste vitamine, o combinazione di esse, aiuti più di tutte, si può agire ad ampio spettro e avere il massimo beneficio prendendo semplicemente un multivitaminico, perché sono sostanze che si trovano in quelli normali in commercio. Probabilmente un prodotto specifico per gli uomini sarà migliore, perché conterrà più selenio. Come cosa ideale, dovreste cominciare ad assumerlo due o tre mesi prima di provare a concepire, ma alzare i livelli di antiossidanti, in qualsiasi momento, avrà comunque un effetto positivo.

Se volete andare un passo oltre, un antiossidante aggiuntivo da prendere in considerazione è il CoQ10, una molecola antiossidante vitale che si trova quasi in tutte le cellule del corpo, che è particolarmente utile per la qualità dello sperma perché non è solo un antiossidante ma anche un componente critico della produzione di energia.

I ricercatori sanno ormai da molti anni che c'è un collegamento tra la qualità dello sperma e il livello di CoQ10 naturalmente presente nel seme, e che gli uomini che hanno CoQ10 più basso tendono ad avere una conta spermatica più bassa e meno motilità.

Negli ultimi anni sono stati fatti diversi studi casuali, doppi ciechi e controllati da placebo che hanno determinato che prendere un integratore di CoQ10 aumenta la concentrazione dello sperma, la sua motilità e la sua morfologia. Uno studio recente ha anche trovato che la combinazione di CoQ10, antiossidanti e vitamina B12 non solo migliora i parametri seminali tradizionali, ma anche di molto l'integrità del DNA nello sperma.

Un modo in cui si pensa che il CoQ10 migliori la qualità dello sperma è aumentando l'attività degli enzimi antiossidanti, ma probabilmente ha anche effetti benefici per la maggiore energia prodotta; per la produzione dello sperma e la sua motilità è critico, infatti, che ci sia sufficiente energia sotto forma di una molecola chiamata ATP. Le cellule possono produrre ATP solo se hanno abbastanza CoQ10. Anche se non è ancora stato provato, è probabile che gli integratori di CoQ10 possano migliorare la qualità dello sperma anche aumentando la produzione di energia.

Se scegliete di assumere del CoQ10, la sua forma migliore è

l'ubiquinolo (come spiegato nel capitolo 6) e la dose consigliata di solito è di 200mg al giorno.

Aumentare gli antiossidanti assunti tramite la dieta

Per sfruttare al massimo il potere degli antiossidanti per aumentare la qualità dello sperma, è una buona idea massimizzarli nella dieta. Questo suggerimento viene da anni di risultati della ricerca scientifica, secondo i quali gli uomini che assumono più antiossidanti con la dieta possono produrre più spermatozoi con il numero corretto di cromosomi e tendono ad avere migliori parametri spermatici come la conta spermatica e la motilità.

Come esempio, un recente studio ha trovato che gli uomini che mangiano più frutta e cereali hanno una qualità dello sperma migliore. Uno dei nutrienti probabilmente responsabile per questo miglioramento è il folato, che si trova in quantità particolarmente alte nella frutta, nelle verdure e nei cereali fortificati.

Un fatto poco noto è che assumere una quantità sufficiente di folato è critico anche per gli uomini, quando si vuole concepire, non solo per le donne. Mentre a tutte le donne che cercano di avere un figlio viene consigliato il folato per evitare difetti di nascita come la spina bifida, i ricercatori ora sanno che assumerlo è obbligatorio anche per l'uomo, perché ha un ruolo critico nella protezione del DNA dello sperma. In uno studio, gli uomini con un apporto maggiore di folato hanno avuto una percentuale di produzione di sperma con una minore incidenza dell'errore cromosomico che provoca la sindrome di Down.

Un recente studio in California ha rivelato che gli antiossidanti possono anche prevenire o annullare l'aumento nei danni dal DNA dello sperma associato con l'età. Lo studio, che coinvolgeva uomini senza problemi di fertilità noti, ha trovato che quelli con l'apporto maggiore totale di vitamina C ed E, zinco e folato (dalla dieta e da integratori) avevano molti meno danni al DNA dello sperma.

In effetti, gli uomini che assumevano più di quelle sostanze avevano un DNA dello sperma di qualità simile a quello di uomini più giovani. Questa scoperta straordinaria suggerisce che possiamo evitare una gran parte del declino nella fertilità e il rischio collegato di aborto e di difetti di nascita dati dall'invecchiamento dell'uomo.

Una dieta nutriente è importante, perché è probabile che gli specifici antiossidanti trovati nei multivitaminici siano una piccola parte della gran varietà di antiossidanti che si trovano naturalmente nel cibo. Un altro antiossidante utile per la qualità dello sperma ma che probabilmente non c'è nel multivitaminico è il licopene; si tratta di un potente antiossidante che si trova nei pomodori e la cui concentrazione aumenta quando questi vengono cotti, ad esempio nel sugo.

Altri potenti antiossidanti sono le antocianine, che danno ai frutti di bosco il tipico colore viola scuro, e il betacarotene, che si trova nelle patate dolci e nelle carote. Altre fonti ben note di antiossidanti sono il tè verde e la cioccolata fondente, anche se si sa poco di come questi siano correlati alla qualità dello sperma. Finché non sapremo quali siano più benefici, il migliore approccio è mangiare una varietà di frutta e verdura, concentrandosi in particolare su quelle più colorate, che in genere ne sono più ricche.

Ridurre l'esposizione alle tossine presenti nell'ambiente

La possibilità di influenzare la qualità dello sperma con lo stile di vita non finisce con gli antiossidanti; si crede che le tossine negli ambienti in cui passiamo le nostre giornate siano un fattore importante dello stress ossidativo per fino all'80% degli uomini non fertili. Le tossine spesso causano un aumento dell'ossidazione compromettendo l'azione degli enzimi antiossidanti, oltre ad avere numerosi altri effetti dannosi sulla qualità dello sperma.

Negli Stati Uniti sono state registrate per l'uso oltre 80.000 sostanze chimiche, ma solo di una piccola percentuale di esse è stata testata la pericolosità, e di meno ancora gli effetti sulla riproduzione. Con la miscela di sostanze chimiche a cui siamo esposti tutti i giorni, non è ancora chiaro quali tossine causino i problemi peggiori per gli uomini che cercano di concepire. In ogni caso, finora quelle per cui è più evidente il danno sullo sperma sono le stesse che danneggiano gli ovuli in via di sviluppo: gli ftalati e il BPA. Sono entrambi sostanze chimiche ubique, che da tempo si sa rovinano l'attività degli ormoni (i cosiddetti "agenti endocrini").

Ftalati

Gli ftalati sono un gruppo di sostanze chimiche chiamate "plastificanti", che vengono usate in molti oggetti, dalla colonia ai detergenti per abiti, ai deodoranti per l'ambiente, alla plastica morbida e flessibile fatta di vinile o PVC. Come spiegato in maggior dettaglio nel capitolo 3, queste sostanze chimiche sono vietate nei giocattoli per bambini, e alcune di esse sono vietate in Europa nei prodotti per la cura personale, ma in genere è stato fatto molto poco per ridurre la quantità a cui siamo esposti ogni giorno. Questo avviene nonostante il fatto che gli scienziati sappiano già da più di 20 anni che queste sostanze chimiche vengono assorbite dall'organismo e interferiscono con gli ormoni.

Agendo come agenti endocrini, gli ftalati causano una gamma di effetti negativi, tra cui le malformazioni genitali nei bambini maschi che vi sono esposti in utero. Dopo molti anni di feroci controversie, ora sembra chiaro che gli ftalati possono danneggiare anche lo sperma degli uomini adulti.

Si è visto che la concentrazione di ftalati a cui sono normalmente esposti gli uomini causa danni al DNA dello sperma e ne riduce la qualità anche secondo i parametri tradizionali. Il danno può avvenire in molti modi, tra cui alterazioni del livello di ormoni e stress ossidativo. In particolare, livelli più alti di ftalati sono stati collegati a livelli più bassi di testosterone e altri ormoni coinvolti nella fertilità maschile. Un vasto studio che coinvolgeva più di 10.000 persone ha rivelato anche un collegamento tra alti livelli di ftalati e uno stress ossidativo diffuso nell'organismo.

Alla fine, anche una piccola diminuzione nella qualità dello sperma causata dagli ftalati si può trasformare in una significativa riduzione della fertilità. Al convegno del 2013 della American Society of Reproductive Medicine, dei ricercatori hanno presentato i risultati di uno studio che analizzava la relazione tra i livelli di ftalati e le possibilità di concepire in 500 coppie; hanno scoperto che gli uomini con livelli di ftalati più alti nell'organismo avevano il 20% in meno di possibilità di fecondare le loro partner nel corso di un anno.

Gli uomini possono ridurre la loro esposizione agli ftalati minimizzando l'uso del vinile e del PVC in casa, passando a shampoo, creme da barba e deodoranti etichettati "senza ftalati" (come quelli prodotti da Every Man Jack, Burt's Bees e Caswell-Massey), evitando qualsiasi profumo non necessario, quale acqua di colonia e detergenti per la biancheria, e mangiando meno cibi elaborati confezionati nella plastica.

BPA

Il bisfenolo A, in breve BPA, è un'altra tossina che pone un rischio potenziale alla fertilità maschile. Si trova in genere nei cibi in scatola, nei contenitori riutilizzabili in plastica per alimenti e sul rivestimento degli scontrini. I ricercatori sono da tempo sospettosi a riguardo, perché è un interferente endocrino che simula gli effetti dell'estrogeno.

In uno dei primi studi sul BPA e la qualità dello sperma, i ricercatori dell'Università del Michigan hanno scoperto che livelli di BPA nelle urine più alti erano legati a una bassa conta spermatica, basse motilità e morfologia, e a una più alta percentuale di danni al DNA dello sperma.

Altri studi da allora hanno confermato che gli uomini con livelli di BPA più alti hanno una maggiore probabilità di avere una conta spermatica bassa o una scarsa qualità dello sperma. Inoltre, studi su animali hanno osservato direttamente che l'esposizione giornaliera al BPA interferisce con la produzione dello sperma e causa rotture al suo DNA.

Anche se ci sono ancora controversie sull'impatto del BPA sulla qualità dello sperma, ci sono prove più che sufficienti per fare attenzione. Per fortuna, è facile diminuire in modo drastico l'esposizione al BPA acquistando cibo in scatola solo se etichettato "BPA-free", usando in cucina vetro e acciaio, invece dei contenitori in plastica, e manipolando il meno possibile gli scontrini.

Piombo e altri metalli pesanti

Non ci sono dubbi che il piombo sia un pericolo per la salute; per fortuna, i governi hanno ridotto di molto la sua presenza nel nostro ambiente. Anche ora, però, c'è bisogno di un po' di attenzione in più se state cercando di concepire, perché la ricerca ha dimostrato che gli uomini con livelli di piombo alti hanno una conta spermatica più bassa e una percentuale di spermatozoi anomali più alta.

Un buon modo di ridurre la propria esposizione è usare un filtro per l'acqua certificato. Per sapere quali marche usare, potete consultare la guida online all'acquisto dell'Environmental Working Group. Anche la vernice che veniva usata una volta è una possibile fonte di esposizione al piombo, quindi valutate se vi conviene comprare un kit per il test, soprattutto se casa vostra ha muri in cui la vernice è vecchia e si stacca. Togliersi le scarpe quando si entra in casa è una buona idea, perché la ricerca ha mostrato che lo sporco portato da fuori casa è una delle principali fonti di piombo nella polvere.

Anche il mercurio è un altro metallo pesante che può diminuire la fertilità nell'uomo, ma al momento della stesura di questo libro ci sono solo rapporti isolati e non coerenti sul fatto che l'esposizione al mercurio possa danneggiare la qualità dello sperma. Studi più vasti sulla popolazione umana non hanno mostrato impatto dai livelli di mercurio ottenuti per il consumo di pesce; probabilmente, il mercurio dovrebbe preoccupare più le donne che gli uomini.

Per gestire parte del rischio dovuto alle moltissime sostanze chimiche nel nostro ambiente che possono contribuire alla scarsa qualità dello sperma, si può cautelare minimizzando l'esposizione a sostanze chimiche con generici effetti tossici, come i pesticidi, i diserbanti e gli spray contro gli insetti. Dovreste anche fare attenzione se per hobby o per lavoro fate saldature o usate pesticidi o solventi organici come la formaldeide. Se siete particolarmente preoccupati per le tossine ambientali, il sito web dell'Environmental Working Group ha dei consigli su come evitare una dozzina di comuni agenti endocrini, tra cui i ritardanti di fiamma e l'arsenico (riassunti alla fine del capitolo 3).

Sostanze chimiche nei lubrificanti commerciali

La ricerca ha recentemente rivelato un altro gruppo di sostanze chimiche che possono interferire con la fertilità: quelle che si trovano nei lubrificanti. Degli studi mostrano che la maggior parte delle marche di lubrificanti diminuisce in modo sensibile la motilità dello sperma e aumentano la frammentazione del DNA. Gli autori di questi studi, pubblicati nel 2014, hanno notato che "è sbagliato pensare che i lubrificanti per il coito in commercio mantengano la fertilità". L'unica marca, tra quelle analizzate, che non ha mostrato effetti deleteri e che può essere considerata sicura per lo sperma è la Preseed, un prodotto specificamente progettato per le coppie che stanno cercando di concepire. Anche l'olio per bambini e l'olio di canola sembrano lasciare lo sperma integro.

Ridurre l'alcool

Non c'è dubbio che un forte consumo di alcool venga associato a una scarsa qualità dello sperma, ma le prove sono molto più ambigue sull'impatto del consumo occasionale. Anche se molti studi non hanno riscontrato alcun effetto, altri hanno riportato un collegamento tra il consumo moderato di alcool da parte degli uomini e una fertilità ridotta, particolarmente nel contesto della fecondazione in vitro.

Uno studio di ricercatori dell'Università della California ha valutato se l'uso di alcool da parte degli uomini durante il programma di fecondazione in vitro avesse un effetto sul risultato; i ricercatori hanno trovato che il rischio di non dare alla luce un bambino vivo era più del doppio per gli uomini che bevevano una bevanda alcolica in più al giorno. In questo studio, l'effetto sulla percentuale di nati vivi sembra essere legato in gran parte al rischio di aborto più alto per le coppie in cui gli uomini bevevano alcol nel mese precedente al ciclo di fecondazione in vitro.

Uno studio più recente sugli uomini in una clinica della fertilità in Brasile ha trovato che il consumo di alcool diminuisce la conta spermatica, la motilità e la percentuale di fecondazione. È noto che assumere alcool aumenta lo stress ossidativo, e questa può essere una spiegazione di come l'alcool possa avere un effetto negativo sullo sperma.

Anche se un bicchiere di vino ogni tanto potrebbe non avere effetti evidenti, oltre questa quantità è bene fare attenzione, soprattutto se le vostre possibilità di concepimento sono limitate.

Mantenere la distanza dai telefoni cellulari

Anche se in genere viene considerato un mito, la ricerca scientifica mostra che davvero tenere il telefono cellulare in tasca può avere un impatto negativo sulla qualità dello sperma. I ricercatori della Cleveland Clinic hanno trovato che l'uso del cellulare diminuisce la conta spermatica, la motilità, la vitalità e la morfologia, con un effetto negativo crescente con la durata dell'esposizione giornaliera. Gli stessi ricercatori hanno anche scoperto che, quando i campioni di sperma vengono esposti alla radiazione di un telefono cellulare per un'ora, si misura una significativa diminuzione nella motilità e nella vitalità, e un aumento dei segni di ossidazione.

Si pensa che le onde elettromagnetiche in radiofrequenza emesse dai telefoni cellulari danneggino lo sperma con una combinazione di calore e altri effetti, compreso lo stress ossidativo. Questi effetti dipendono dal fatto che il telefono sia molto vicino, quindi potete diminuire l'esposizione non tenendolo in tasca, quando possibile.

Restare al fresco

Già da più di 40 anni è noto ai ricercatori che le temperature elevate danneggiano la qualità dello sperma. L'impatto del calore è evidente dagli effetti della febbre, che causa un calo della conta spermatica e della motilità; più a lungo dura, più l'impatto è negativo.

Ci sono anche altri fattori che aumentano la temperatura lì dove è più un problema: restare seduti a lungo, fare docce o bagni caldi e indossare biancheria intima stretta. In uno studio di sei mesi, i ricercatori hanno visto una diminuzione del 50% dei parametri spermatici negli uomini che indossavano mutande strette. I parametri spermatici sono aumentati di nuovo dopo essere passati a biancheria meno costrittiva.

Molte cliniche della fertilità consigliano agli uomini di evitare docce e bagni caldi la settimana prima della raccolta dei campioni, ma sappiamo che ci sono altri modi per evitare il surriscaldamento, come alzarsi ogni tanto e non indossare biancheria intima stretta. Sappiamo anche che una settimana può essere troppo poco: l'intero processo di produzione dello sperma dura più di due mesi, ed è probabile che sia vulnerabile al caldo anche nella prima fase, quindi più riuscite a stare freschi, meglio è.

Piano d'azione per la qualità del seme

- Prendere un multivitaminico giornaliero, meglio se da diversi mesi prima di cercare di concepire, e valutare se prendere un integratore di CoQ10.

- Migliorare ancora i livelli di vitamine e antiossidanti con una dieta ricca di frutta e verdura colorata.

- Diminuire l'esposizione alle tossine che è noto danneggiano lo sperma: gli ftalati, il BPA, il piombo e le sostanze chimiche presenti nei lubrificanti in commercio.

- Ridurre il consumo di alcool, particolarmente nel periodo subito prima della fecondazione in vitro.

- Non tenere il cellulare in tasca, quando possibile.

- Tenere fresche le parti intime.

CAPITOLO 13

Mettiamo tutto insieme: il piano d'azione completo

Il piano di base

CHE STIANO COMINCIANDO ora a cercare di avere un figlio, senza avere ragione di aspettarsi difficoltà, o stiano provando a farlo da qualche anno, tutte le donne che cercano di concepire possono trarre vantaggio da questi elementi di base per migliorare la qualità degli ovuli e la fertilità. Per migliorare la probabilità di concepire e diminuire il rischio di aborti spontanei:

- Cominciate a prendere un multivitaminico prenatale il prima possibile, idealmente tre mesi prima di tentare. Farlo non solo potrebbe evitare seri difetti di nascita, ma proteggerà anche i vostri ovuli, e quindi vi potrebbe aiutare a concepire prima. Se ne prendete uno che comprende anche 800 mcg di acido folico invece di 400 mcg avrete un beneficio maggiore. Se avete problemi di stomaco, provatene varie marche finché non ne trovate una che sopportate bene, e prendetela prima di andare a dormire.

- Valutate la possibilità di aggiungere un integratore di CoQ10 giornaliero per aumentare la produzione di energia negli ovuli in sviluppo e quindi prevenire, forse, errori ai cromosomi. La forma più efficace di CoQ10 è l'ubiquinolo, e la dose di base è 100mg, meglio se presa la mattina a stomaco pieno.

- Riducete la vostra esposizione alla tossina BPA, che danneggia gli ormoni, riducendo l'uso di cibi in scatola, sostituendo i contenitori per il cibo in plastica con quelli in vetro, e manipolando il meno possibile gli scontrini.

- Minimizzate l'esposizione agli ftalati evitando lo smalto e il profumo, e passando a prodotti per la pelle, per i capelli e la casa senza profumo o senza ftalati.

- Riducete ancora l'esposizione agli ftalati facendo attenzione ai prodotti in plastica morbida e flessibile fatti di vinile o PVC. Sostituiteli con alternative di stoffa invece che di plastica, oppure etichettati "senza ftalati" o "senza PVC".

- Riducete gli zuccheri e i carboidrati raffinati nella dieta, e passate a una dieta mediterranea basata su frutta, verdura, cereali poco raffinati, olio d'oliva, frutta secca e proteine magre.

Il piano intermedio: difficoltà nel concepire

Se avete problemi nel restare incinte ma non vi sono ancora stati diagnosticati problemi specifici, ecco alcuni altri passi da fare. Oltre alla lista per il piano di base:

- Chiedete al vostro medico di fare le analisi per la carenza di vitamina D, per la malattia celiaca e per l'ipotiroidismo. Queste tre condizioni contribuiscono spesso all'infertilità inspiegata, e vengono tipicamente sottostimate dagli specialisti. Sono anche facili da curare.

- Prendete in considerazione la possibilità di assumere una dose più alta di CoQ10 (ubiquinolo), come 200 mg, e di prendere uno o più altri antiossidanti come la vitamina E (200 UI), la vitamina C (500 mg) o l'acido alfa-lipoico (sotto forma di R-acido alfa-lipoico, da 100 a 600 mg al giorno a stomaco vuoto). Gli studi hanno mostrato che le donne con infertilità inspiegata hanno difese antiossidanti compromesse nei follicoli ovarici, e gli integratori di antiossidanti possono ridurre il tempo necessario per restare incinte.

Il piano intermedio: sindrome dell'ovaio policistico o ovulazione irregolare

La PCO è una delle cause più comuni di infertilità. I sintomi comprendono aumento di peso, acne, peli facciali e cicli mestruali irregolari o più lunghi di 35 giorni. La PCO causa l'infertilità disturbando la normale ovulazione e riducendo la qualità degli ovuli. Oltre alla lista per il piano base, per aumentare la qualità degli ovuli e ribilanciare gli ormoni:

- Prendete in considerazione la possibilità di assumere un integratore di mio-inositolo per due o tre mesi prima di provare a concepire. La dose tipica consigliata è di 4 g al giorno, divisi in due dosi: metà la mattina e metà la sera.

- Siate particolarmente attente a minimizzare l'esposizione al BPA. Gli studi hanno mostrato che i livelli di BPA sono molto più alti nelle donne con la PCO, e il BPA sembra contribuire allo sbilanciamento ormonale caratteristico della PCO.

- Evitate i picchi di zucchero nel sangue e di insulina limitando gli zuccheri e i carboidrati raffinati nella dieta. L'insulina aumenta il livello di testosterone, che spesso contribuisce all'infertilità nella PCO.

- Prendete in considerazione la possibilità di assumere un integratore di acido alfa-lipoico per controllare lo stress ossidativo che contribuisce alla scarsa qualità degli ovuli nella PCO. La dose che migliora la fertilità nelle donne con la PCO è di 600 mg, due volte al giorno.

Il piano avanzato: aborti spontanei ripetuti

Anche se ci sono varie cause mediche per gli aborti ricorrenti, tra cui coaguli nel sangue e malattie autoimmuni, quasi la metà degli aborti prematuri è causata da anomalie cromosomiche negli ovuli. Migliorando la qualità degli ovuli potete ridurre la possibilità di errori cromosomici e quindi il rischio di aborto spontaneo. Oltre alla lista per il piano di base:

- Prendete un integratore giornaliero di CoQ10 (ubiquinolo) fino a 300 mg per aumentare la produzione di energia negli ovuli in via di sviluppo e incoraggiare la corretta elaborazione dei cromosomi. Potreste anche voler prendere in considerazione uno o più altri antiossidanti come la vitamina E (200 UI), la vitamina C (500 mg) o l'acido alfa-lipoico (sotto forma di R-acido alfa-lipoico, da 100 a 600 mg al giorno a stomaco vuoto).

- Prendete in considerazione la possibilità di assumere un integratore di mio-inositolo, se siete insulinoresistenti, avete ovulazione irregolare o altri sintomi della sindrome dell'ovaio policistico (4 g al giorno, diviso in due dosi: metà la mattina e metà la sera). La resistenza all'insulina è molto più comune nelle donne con una storia di aborti spontanei, e il mio-inositolo potrebbe affrontare questo problema.

- Chiedete al vostro medico se avete bisogno di una dose più alta di acido folico, come 4000 mcg al giorno.

- Chiedete al vostro medico di fare le analisi per l'ipotiroidismo, che è una causa principale degli aborti ripetuti. Se vi viene diagnosticato, insistete sul fatto di curarlo prima di cercare di concepire di nuovo. Degli studi hanno mostrato che nelle donne con la tiroidite cronica autoimmune, il trattamento con l'ormone levotirossina riduce il rischio di aborto spontaneo di più del 50%.

- Chiedete al vostro medico di fare le analisi per la malattia celiaca, che aumenta di molto il rischio di aborto. Se l'avete, seguite con attenzione una dieta senza glutine per prevenire le reazioni autoimmuni e la carenza di vitamine che aumentano la probabilità di perdere una gravidanza.

- Per evitare ancora più gli errori nei cromosomi che provocano gli aborti, considerate la possibilità di prendere il DHEA se state cercando di concepire con la fecondazione in vitro e avete una riserva ovarica scarsa.

- Assicuratevi che il vostro partner prenda un multivitaminico giornaliero e segua una dieta ricca di antiossidanti, soprattutto se ha più di 40 anni. Chiedetegli anche di limitare al minimo il consumo di alcolici.

Il piano avanzato: cercare di concepire con la fecondazione in vitro con una riserva ovarica scarsa

Se vi è stata diagnosticata una riserva ovarica scarsa o infertilità legata all'età, avete più di tutte da guadagnare da un piano aggressivo per migliorare la qualità degli ovuli. Oltre ai passi elencati per il piano base:

- Vi può far bene una dose più alta di CoQ10 (ubiquinolo), come 300 mg. Potreste voler prendere anche uno o più altri antiossidanti sotto forma di vitamina E (200 UI), vitamina C (500 mg) o acido alfa-lipoico (sotto forma di R-Acido alfa-lipoico, da 100 a 600 mg al giorno a stomaco vuoto) per tre mesi prima del ciclo di fecondazione in vitro.

- Per aumentare il numero degli ovuli ed evitare gli errori nei cromosomi, considerate la possibilità di prendere un integratore di DHEA per tre mesi prima del ciclo di fecondazione in vitro. La dose tipica è di 25 mg, tre volte al giorno.

- Per migliorare ancora la qualità degli ovuli, prendete in considerazione di assumere un integratore di melatonina all'inizio del ciclo di fecondazione in vitro, quando cominciate i farmaci iniettabili. La dose tipica è di 3mg subito prima di andare a dormire. Se gli effetti collaterali vi preoccupano, prendetene una dose minore.

- Chiedete al vostro medico di fare gli esami per l'ipotiroidismo, una causa comune di riserva ovarica scarsa nelle donne più giovani.
- Limitate con attenzione gli zuccheri e i carboidrati raffinati nella dieta, e massimizzate le vitamine e gli antiossidanti.
- Assicuratevi che anche il vostro partner prenda un multivitaminico giornaliero e faccia una dieta ricca di antiossidanti.

Nota dell'autrice

LA QUALITÀ DEGLI ovuli ha implicazioni così profonde per la fertilità e il rischio di aborto spontaneo che tutte le donne che cercano di concepire meritano di sapere cosa poter fare per proteggerla. Se avete trovato utile questo libro, vi prego, aiutatemi a diffonderlo ad altre donne che stanno facendo fatica a restare incinte.

La mia speranza è che le informazioni date in questo libro permettano ad altri di superare i propri problemi causati dalla bassa qualità degli ovuli e alla fine realizzare il proprio sogno di avere un bambino sano. In breve, spero che altre possano essere fortunate quanto me. Il mio successo è in foto nella quarta di copertina di questo libro: il mio meraviglioso bambino a dieci giorni di età.

Bibliografia

Le pubblicazioni scientifiche sono disponibili dal database del National Institutes of Health all'indirizzo www.ncbi.nlm.nih.gov/pubmed.
I link alla maggior parte delle pubblicazioni scientifiche citate in questo libro sono raccolti all'indirizzo https://www.ncbi.nlm.nih.gov/myncbi/browse/collection/43788462

Introduzione

Ehrlich S, Williams PL, Missmer SA, Flaws JA, Ye X, Calafat AM, Petrozza JC, Wright D, Hauser R. Urinary bisphenol A concentrations and early reproductive health outcomes among women undergoing IVF. Hum Reprod. 2012 Dec;27(12):3583-92.

Wright VC, Chang J, Jeng G, Macaluso M. Assisted reproductive technology surveillance—United States, 2003. MMWR Surveill Summ. 2006 May 26;55(4):1-22.

Stagnaro-Green A.Thyroid antibodies and miscarriage: where are we at a generation later? J Thyroid Res. 2011;2011:841949.

Thangaratinam S, Tan A, Knox E, Kilby MD, Franklyn J, Coomarasamy A. Association between thyroid autoantibodies and miscarriage and preterm birth: meta-analysis of evidence. BMJ. 2011 May 9;342:d2616.

Sugiura-Ogasawara M, Ozaki Y, Katano K, Suzumori N, Kitaori T, Mizutani E. Abnormal embryonic karyotype is the most frequent cause of recurrent miscarriage. Hum Reprod. 2012 Aug;27(8):2297-303

Macklon NS, Geraedts JP, Fauser BC. Conception to ongoing pregnancy: the 'black box' of early pregnancy loss. Hum Reprod Update. 2002 Jul-Aug;8(4):333-43

Capitolo 1: Comprendere la qualità degli ovuli

Sugiura-Ogasawara M, Ozaki Y, Katano K, Suzumori N, Kitaori T, Mizutani E. Abnormal embryonic karyotype is the most frequent cause of recurrent miscarriage. Hum Reprod. 2012 Aug;27(8):2297-303;

Macklon NS, Geraedts JP, Fauser BC. Conception to ongoing pregnancy: the 'black box' of early pregnancy loss. Hum Reprod Update. 2002 Jul-Aug;8(4):333-43

Hassold T, Hall H, Hunt P. The origin of human aneuploidy: where we have been, where we are going. Hum Mol Genet. 2007;16(Spec No. 2):R203–R208.

Sher G, Keskintepe L, Keskintepe M, Ginsburg M, Maassarani G, Yakut T, Baltaci V, Kotze D, Unsal E.Oocyte karyotyping by comparative genomic hybridization provides a highly reliable method for selecting "competent" embryos, markedly improving in vitro fertilization outcome: a multiphase study. Fertil Steril. 2007 May;87(5):1033-40.

Fragouli E, Alfarawati S, Goodall NN, Sánchez-García JF, Colls P, Wells D. The cytogenetics of polar bodies: insights into female meiosis and the diagnosis of aneuploidy. Mol Hum Reprod. 2011 May;17(5):286-95.

van den Berg MM, van Maarle MC, van Wely M, Goddijn M. Genetics of early miscarriage. Biochim Biophys Acta. 2012 Dec;1822(12):1951-9;

Kushnir VA, Frattarelli JL. Aneuploidy in abortuses following IVF and ICSI. J Assist Reprod Genet. 2009 Mar;26(2-3):93-7;

Kim JW, Lee WS, Yoon TK, Seok HH, Cho JH, Kim YS, Lyu SW, Shim SH. Chromosomal abnormalities in spontaneous abortion after assisted reproductive treatment. BMC Med Genet. 2010 Nov 3;11:153;

Allen EG, Freeman SB, Druschel C, Hobbs CA, O'Leary LA, Romitti PA, Royle MH, Torfs CP, Sherman SL. Maternal age and risk for trisomy 21 assessed by the origin of chromosome nondisjunction: a report from the Atlanta and National Down Syndrome Projects. Hum Genet. 2009 Feb;125(1):41-52.

Pellestor F, Andréo B, Anahory T, Hamamah S. The occurrence of aneuploidy in human: lessons from the cytogenetic studies of human oocytes. Eur J Med Genet. 2006 Mar-Apr;49(2):103-16;

Kuliev A, Zlatopolsky Z, Kirillova I, Spivakova J, Cieslak Janzen J. Meiosis errors in over 20,000 oocytes studied in the practice of preimplantation aneuploidy testing. Reprod Biomed Online. 2011 Jan;22(1):2-8.

http://www.colocrm.com/AboutCCRM/SuccessRates/2011statistics.aspx

Schoolcraft WB, Fragouli E, Stevens J, Munne S, Katz-Jaffe MG, Wells D. Clinical application of comprehensive chromosomal screening at the blastocyst stage. Fertil Steril. 2010 Oct;94(5):1700-6.

Katz-Jaffe MG, Surrey ES, Minjarez DA, Gustofson RL, Stevens JM, Schoolcraft WB. Association of abnormal ovarian reserve parameters with a higher incidence of aneuploid blastocysts. Obstet Gynecol. 2013 Jan;121(1):71-7.

Yang Z, Liu J, Collins GS, Salem SA, Liu X, Lyle SS, Peck AC, Sills ES, Salem RD. Selection of single blastocysts for fresh transfer via standard morphology assessment alone and with array CGH for good prognosis IVF patients: results from a randomized pilot study. Mol Cytogenet. 2012 May 2;5(1):24.

Munné S, Held KR, Magli CM, Ata B, Wells D, Fragouli E, Baukloh V, Fischer R, Gianaroli L. Intra-age, intercenter, and intercycle differences in chromosome abnormalities in oocytes. Fertil Steril. 2012 Apr;97(4):935-42.

Hassold T, Hunt P. Maternal age and chromosomally abnormal pregnancies: what we know and what we wish we knew. Curr Opin Pediatr. 2009 Dec;21(6):703-8.

Nagaoka SI, Hassold TJ, Hunt PA. Human aneuploidy: mechanisms and new insights into an age-old problem. Nat Rev Genet. 2012 Jun 18;13(7):493-504;

Bentov Y, Yavorska T, Esfandiari N, Jurisicova A, Casper RF. The contribution of mitochondrial function to reproductive aging. J Assist Reprod Genet. 2011 Sep;28(9):773-83.

Van Blerkom J. Mitochondrial function in the human oocyte and embryo and their role in developmental competence. Mitochondrion. 2011 Sep;11(5):797-813. ("Van Blerkom 2011").

Shigenaga MK, Hagen TM, Ames BN. Oxidative damage and mitochondrial decay in aging. Proc Natl Acad Sci USA. 1994 91:10771–8.

Eichenlaub-Ritter U, Wieczorek M, Lüke S, Seidel T. Age related changes in mitochondrial function and new approaches to study redox regulation in mammalian oocytes in response to age or maturation conditions. Mitochondrion. 2011 Sep;11(5):783-96;

Capitolo 2: I pericoli del BPA

Dr. Patricia Hunt, personal communication. 2/6/2014.

Hunt PA, Koehler KE, Susiarjo M, Hodges CA, Ilagan A, Voigt RC, Thomas S, Thomas BF, Hassold TJ. Bisphenol a exposure causes meiotic aneuploidy in the female mouse. Curr Biol. 2003 Apr 1;13(7):546-53.

vom Saal FS, Akingbemi BT, Belcher SM, Birnbaum LS, Crain DA, Eriksen M, Farabollini F, Guillette LJ Jr, Hauser R, Heindel JJ, Ho SM, Hunt PA, Iguchi T, Jobling S, Kanno J, Keri RA, Knudsen KE, Laufer H, LeBlanc GA, Marcus M, McLachlan JA, Myers JP, Nadal A, Newbold RR, Olea N, Prins GS, Richter CA, Rubin BS, Sonnenschein C, Soto AM, Talsness CE, Vandenbergh JG,

Vandenberg LN, Walser-Kuntz DR, Watson CS, Welshons WV, Wetherill Y, Zoeller RT. Chapel Hill bisphenol A expert panel consensus statement: integration of mechanisms, effects in animals and potential to impact human health at current levels of exposure. Reprod Toxicol. 2007 Aug-Sep;24(2):131-8.

Lang IA, Galloway TS, Scarlett A, Henley WE, Depledge M, Wallace RB, Melzer D. Association of urinary bisphenol A concentration with medical disorders and laboratory abnormalities in adults. JAMA. 2008 Sep 17;300(11):1303-10;

Shankar A, Teppala S. Relationship between urinary bisphenol A levels and diabetes mellitus. J Clin Endocrinol Metab. 2011 Dec; 96(12):3822-6;

Silver MK, O'Neill MS, Sowers MR, Park SK. Urinary bisphenol A and type-2 diabetes in U.S. adults: data from NHANES 2003-2008. PLoS One. 2011;6(10):e26868.

Melzer D, Rice NE, Lewis C, Henley WE, Galloway TS. Association of urinary bisphenol a concentration with heart disease: evidence from NHANES 2003/06. PLoS One. 2010 Jan 13;5(1):e8673.

Calafat AM, Ye X, Wong LY, Reidy JA, Needham LL. Exposure of the U.S. population to bisphenol A and 4-tertiary-octylphenol: 2003-2004. Environ Health Perspect. 2008 Jan;116(1):39-44.

Stahlhut RW, Welshons WV, Swan SH. Bisphenol A data in NHANES suggest longer than expected half-life, substantial nonfood exposure, or both. Environ Health Perspect. 2009 May;117(5):784-9.

Vandenberg LN, Chahoud I, Heindel JJ, Padmanabhan V, Paumgartten FJ, Schoenfelder G. Urinary, circulating, and tissue biomonitoring studies indicate widespread exposure to bisphenol A. Environ Health Perspect. 2010 Aug;118(8):1055-70.

Kitamura S, Suzuki T, Sanoh S, Kohta R, Jinno N, Sugihara K, Yoshihara S, Fujimoto N, Watanabe H, Ohta S. Comparative study of the endocrine-disrupting activity of bisphenol A and 19 related compounds. Toxicol Sci. 2005 Apr;84(2):249-59;

Welshons WV, Nagel SC, vom Saal FS. Large effects from small exposures. III. Endocrine mechanisms mediating effects of bisphenol A at levels of human exposure. Endocrinology. 2006 Jun;147(6 Suppl):S56-69. ("Welshons 2006").

Kuiper GG, Lemmen JG, Carlsson B, Corton JC, Safe SH, van der Saag PT, van der Burg B, Gustafsson JA. Interaction of estrogenic chemicals and phytoestrogens with estrogen receptor beta. Endocrinology. 1998 Oct;139(10):4252-63.

Wozniak AL, Bulayeva NN, Watson CS. Xenoestrogens at picomolar to nanomolar concentrations trigger membrane estrogen receptor-alpha-mediated Ca2+ fluxes and prolactin release in GH3/B6 pituitary tumor cells. Environ Health Perspect. 2005 Apr;113(4):431-9; Welshons 2006.

Lamb, J. D., M. S. Bloom, F. S. Vom Saal, J. A. Taylor, J. R. Sandler, and V. Y. Fujimoto. "Serum Bisphenol A (BPA) and reproductive outcomes in couples undergoing IVF." Fertil Steril. 2008; 90: S186.

Fujimoto VY, Kim D, vom Saal FS, Lamb JD, Taylor JA, Bloom MS. Serum unconjugated bisphenol A concentrations in women may adversely influence oocyte quality during in vitro fertilization. Fertil Steril. 2011 Apr;95(5):1816-9.

Mok-Lin E, Ehrlich S, Williams PL, Petrozza J, Wright DL, Calafat AM, Ye X, Hauser R. Urinary bisphenol A concentrations and ovarian response among women undergoing IVF. Int J Androl. 2010 Apr;33(2):385-93.

Ehrlich S, Williams PL, Missmer SA, Flaws JA, Ye X, Calafat AM, Petrozza JC, Wright D, Hauser R. Urinary bisphenol A concentrations and early reproductive health outcomes among women undergoing IVF. Hum Reprod. 2012 Dec;27(12):3583-92

Ehrlich S, Williams PL, Missmer SA, Flaws JA, Berry KF, Calafat AM, Ye X, Petrozza JC, Wright D, Hauser R. Urinary bisphenol A concentrations and implantation failure among women undergoing in vitro fertilization. Environ Health Perspect. 2012 Jul;120(7):978-83.

Berger RG, Foster WG, deCatanzaro D. Bisphenol-A exposure during the period of blastocyst implantation alters uterine morphology and perturbs measures of estrogen and progesterone receptor expression in mice. Reprod Toxicol. 2010 Nov;30(3):393-400;

Xiao S, Diao H, Smith MA, Song X, Ye X. Preimplantation exposure to bisphenol A (BPA) affects embryo transport, preimplantation embryo development, and uterine receptivity in mice. Reprod Toxicol. 2011 Dec;32(4):434-41;

Sugiura-Ogasawara M, Ozaki Y, Sonta S, Makino T, Suzumori K. Exposure to bisphenol A is associated with recurrent miscarriage. Hum Reprod. 2005 Aug;20(8):2325-9.

R.B. Lathi et al, Maternal Serum Bisphenol-A (BPA) Level Is Positively Associated with Miscarriage Risk, O-6 , 69th Annual Meeting of the American Society for Reproductive Medicine, October 14, 2013.

Can A, Semiz O, Cinar O. Bisphenol-A induces cell cycle delay and alters centrosome and spindle microtubular organization in oocytes during meiosis. Mol Hum Reprod. 2005 Jun;11(6):389-96.

Lenie S, Cortvrindt R, Eichenlaub-Ritter U, Smitz J.Continuous exposure to bisphenol A during in vitro follicular development induces meiotic abnormalities. Mutat Res. 2008 Mar 12;651(1-2):71-81.

Xu J, Osuga Y, Yano T, Morita Y, Tang X, Fujiwara T, Takai Y, Matsumi H, Koga K, Taketani Y, Tsutsumi O. Bisphenol A induces apoptosis and G2-to-M arrest of ovarian granulosa cells. Biochem Biophys Res Commun. 2002 Mar 29;292(2):456-62.

Brieño-Enríquez MA, Robles P, Camats-Tarruella N, García-Cruz R, Roig I, Cabero L, Martínez F, Caldés MG. Human meiotic progression and recombination are affected by Bisphenol A exposure during in vitro human oocyte development. Hum Reprod. 2011 Oct;26(10):2807-18.

Lee SG, Kim JY, Chung JY, Kim YJ, Park JE, Oh S, Yoon YD, Yoo KS, Yoo YH, Kim JM. Bisphenol A exposure during adulthood causes augmentation of follicular atresia and luteal regression by decreasing 17β-estradiol synthesis via downregulation of aromatase in rat ovary. Environ Health Perspect. 2013 Jun;121(6):663-9.

Grasselli F, Baratta L, Baioni L, Bussolati S, Ramoni R, Grolli S, Basini G. Bisphenol A disrupts granulosa cell function. Domest Anim Endocrinol. 2010 Jul;39(1):34-9;

Zhou W, Liu J, Liao L, Han S, Liu J. Effect of bisphenol A on steroid hormone production in rat ovarian theca-interstitial and granulosa cells. Mol Cell Endocrinol. 2008 Feb 13;283(1-2):12-8;

Moriyama K, Tagami T, Akamizu T, Usui T, Saijo M, Kanamoto N, et al. Thyroid hormone action is disrupted by bisphenol A as an antagonist. J Clin Endocrinol Metab. 2002;87:5185–5190.

Meeker JD, Calafat AM, Hauser R. Urinary bisphenol A concentrations in relation to serum thyroid and reproductive hormone levels in men from an infertility clinic. Environ Sci Technol. 2010;44:1458–1463.

Soriano S, Alonso-Magdalena P, García-Arévalo M, Novials A, Muhammed SJ, Salehi A, Gustafsson JA, Quesada I, Nadal A. Rapid insulinotropic action of low doses of bisphenol-A on mouse and human islets of Langerhans: role of estrogen receptor β. PLoS One. 2012;7(2):e31109.;

Ropero AB, Alonso-Magdalena P, García-García E, Ripoll C, Fuentes E, Nadal A. Bisphenol-A disruption of the endocrine pancreas and blood glucose homeostasis. Int J Androl. 2008 Apr;31(2):194-200.

Peretz J, Gupta RK, Singh J, Hernández-Ochoa I, Flaws JA. Bisphenol A impairs follicle growth, inhibits steroidogenesis, and downregulates rate-limiting enzymes in the estradiol biosynthesis pathway. Toxicol Sci. 2011 Jan;119(1):209-17.

Lee SG, Kim JY, Chung JY, Kim YJ, Park JE, Oh S, Yoon YD, Yoo KS, Yoo YH, Kim JM. Bisphenol A exposure during adulthood causes augmentation of follicular atresia and luteal regression by decreasing 17β-estradiol synthesis via downregulation of aromatase in rat ovary. Environ Health Perspect. 2013 Jun;121(6):663-9.

Wang Q, Moley KH. Maternal diabetes and oocyte quality. Mitochondrion. 2010 Aug;10(5):403-10; Rajani S, Chattopadhyay R, Goswami SK, Ghosh S, Sharma S, Chakravarty B. Assessment of oocyte quality in polycystic ovarian syndrome and endometriosis by spindle imaging and reactive oxygen species levels in follicular fluid and its relationship with IVF-ET outcome. J Hum Reprod Sci. 2012 May;5(2):187-93.

Takeuchi T, Tsutsumi O, Ikezuki Y, Takai Y, Taketani Y. Positive relationship between androgen and the endocrine disruptor, bisphenol A, in normal women and women with ovarian dysfunction. Endocr J. 2004 Apr;51(2):165-9.

Kandaraki, Eleni, Antonis Chatzigeorgiou, Sarantis Livadas, Eleni Palioura, Frangiscos Economou, Michael Koutsilieris, Sotiria Palimeri, Dimitrios Panidis, and Evanthia Diamanti-Kandarakis. "Endocrine disruptors and polycystic ovary syndrome (PCOS): elevated serum levels of bisphenol A in women with PCOS." Journal of Clinical Endocrinology & Metabolism 96, no. 3 (2011): E480-E484.

Soriano S, Alonso-Magdalena P, García-Arévalo M, Novials A, Muhammed SJ, Salehi A, Gustafsson JA, Quesada I, Nadal A. Rapid insulinotropic action of low doses of bisphenol-A on mouse and human islets of Langerhans: role of estrogen receptor β. PLoS One. 2012;7(2):e31109;

Ropero AB, Alonso-Magdalena P, García-García E, Ripoll C, Fuentes E, Nadal A. Bisphenol-A disruption of the endocrine pancreas and blood glucose homeostasis. Int J Androl. 2008 Apr;31(2):194-200

Masuno H, Kidani T, Sekiya K, Sakayama K, Shiosaka T, Yamamoto H, Honda K. Bisphenol A in combination with insulin can accelerate the conversion of 3T3-L1 fibroblasts to adipocytes. J Lipid Res. 2002 May;43(5):676-84.

Hugo ER, Brandebourg TD, Woo JG, Loftus J, Alexander JW, Ben-Jonathan N. Bisphenol A at environmentally relevant doses inhibits adiponectin release from human adipose tissue explants and adipocytes. Environ Health Perspect. 2008 Dec;116(12):1642-7.

Rudel RA, Gray JM, Engel CL, Rawsthorne TW, Dodson RE, Ackerman JM, Rizzo J, Nudelman JL, Brody JG. Food packaging and bisphenol A and bis(2-ethyhexyl) phthalate exposure: findings from a dietary intervention. Environ Health Perspect. 2011 Jul;119(7):914-20.

Brede C, Fjeldal P, Skjevrak I, Herikstad H. Increased migration levels of bisphenol A from polycarbonate baby bottles after dishwashing, boiling and brushing. Food Addit Contam. 2003 Jul;20(7):684-9.

Yang CZ, Yaniger SI, Jordan VC, Klein DJ, Bittner GD. Most plastic products release estrogenic chemicals: a potential health problem that can be solved. Environ Health Perspect. 2011;119:989–96.

Lakind JS, Naiman DQ. Daily intake of bisphenol A and potential sources of exposure: 2005-2006 National Health and Nutrition Examination Survey. J Expo Sci Environ Epidemiol. 2011 May-Jun;21(3):272-9.

Kang JH, Kondo F. Bisphenol A migration from cans containing coffee and caffeine. Food Addit Contam. 2002 Sep;19(9):886-90;

J.A. Brotons, et al., Xenoestrogens released from lacquer coatings in food cans, Health Prespect.103 (1995) 608-612;

Howdeshell KL, Peterman PH, Judy BM, Taylor JA, Orazio CE, Ruhlen RL, Vom Saal FS, Welshons WV. Bisphenol A is released from used polycarbonate animal cages into water at room temperature. Environ Health Perspect. 2003 Jul;111(9):1180-7.

Bae B, Jeong JH, Lee SJ. The quantification and characterization of endocrine disruptor bisphenol-A leaching from epoxy resin. Water Sci Technol. 2002;46(11-12):381-7.

Geens T, Goeyens L, Covaci A. Are potential sources for human exposure to bisphenol-A overlooked? Int J Hyg Environ Health. 2011 Sep;214(5):339-47.

vom Saal 2007.

Takahashi O, Oishi S. Disposition of orally administered 2,2-Bis(4-hydroxyphenyl)propane (Bisphenol A) in pregnant rats and the placental transfer to fetuses. Environ Health Perspect. 2000 Oct;108(10):931-5; Vom saal 2007.

Schönfelder G, Wittfoht W, Hopp H, Talsness CE, Paul M, Chahoud I. Parent bisphenol A accumulation in the human maternal-fetal-placental unit. Environ Health Perspect. 2002 Nov;110(11):A703-7;

Takahashi 2000; vom Saal 2007.

E.g. Cabaton, Nicolas J., Perinaaz R. Wadia, Beverly S. Rubin, Daniel Zalko, Cheryl M. Schaeberle, Michael H. Askenase, Jennifer L. Gadbois et al. "Perinatal exposure to environmentally relevant levels of bisphenol A decreases fertility and fecundity in CD-1 mice." Environmental health perspectives 119, no. 4 (2011): 547;

Tharp, Andrew P., Maricel V. Maffini, Patricia A. Hunt, Catherine A. VandeVoort, Carlos Sonnenschein, and Ana M. Soto. "Bisphenol A alters the development of the rhesus monkey mammary gland." Proceedings of the National Academy of Sciences 109, no. 21 (2012): 8190-8195;

Tian, Yu–Hua, Joung–Hee Baek, Seok–Yong Lee, and Choon–Gon Jang. "Prenatal and postnatal exposure to bisphenol a induces anxiolytic behaviors and cognitive deficits in mice." Synapse 64, no. 6 (2010): 432-439;

Jang, Young Jung, Hee Ra Park, Tae Hyung Kim, Wook-Jin Yang, Jong-Joo Lee, Seon Young Choi, Shin Bi Oh et al. "High dose bisphenol A impairs hippocampal neurogenesis in female mice across generations." Toxicology (2012).

Somm, Emmanuel, Valérie M. Schwitzgebel, Audrey Toulotte, Christopher R. Cederroth, Christophe Combescure, Serge Nef, Michel L. Aubert, and Petra S. Hüppi. "Perinatal exposure to bisphenol a alters early adipogenesis in the rat." Environmental Health Perspectives 117, no. 10 (2009): 1549.

Braun, Joe M., Amy E. Kalkbrenner, Antonia M. Calafat, Kimberly Yolton, Xiaoyun Ye, Kim N. Dietrich, and Bruce P. Lanphear. "Impact of early-life bisphenol A exposure on behavior and executive function in children." Pediatrics 128, no. 5 (2011): 873-882.

Braun JM, Yolton K, Dietrich KN, Hornung R, Ye X, Calafat AM, Lanphear BP. Prenatal bisphenol A exposure and early childhood behavior. Environ Health Perspect. 2009 Dec;117(12):1945-52.

Capitolo 3: Ftalati e altre tossine

Meeker JD, Sathyanarayana S, Swan SH.Phthalates and other additives in plastics: human exposure and associated health outcomes. Philos Trans R Soc Lond B Biol Sci.

2009 Jul 27;364(1526):2097-113.

Hauser R, Calafat AM. Phthalates and human health. Occup Environ Med. 2005 Nov;62(11):806-18.;

Directive 2005/84/EC of the European Parliament and of the Council of 14 December 2005.

U.S. Department of Health and Human Services, Food and Drug Administration, Center for Drug Evaluation and Research (CDER). Guidance for Industry: Limiting the Use of Certain Phthalates as Excipients in CDER-Regulated Products, December 2012.

David Byrne, EU Commissioner for Consumer Protection and Health, November 10th, 1999. http://europa.eu/rapid/press-release_IP-99-829_en.htm?locale=FR

Interview with EurActiv, 05/09/2012. http://www.euractiv.com/sustainability/us-scientist-routes-exposure-end-interview-512402

Berman T, Hochner-Celnikier D, Calafat AM, Needham LL, Amitai Y, Wormser U, et al. Phthalate exposure among pregnant women in Jerusalem, Israel: results of a pilot study. Environ Int. 2009;35:353–7.

Göen T, Dobler L, Koschorreck J, Müller J, Wiesmüller GA, Drexler H, Kolossa-Gehring M. Trends of the internal phthalate exposure of young adults in Germany—follow-up of a retrospective human biomonitoring study. Int J Hyg Environ Health. 2011 Dec;215(1):36-45.

Silva MJ, Barr DB, Reidy JA, Malek NA, Hodge CC, Caudill SP, Brock JW, Needham LL, Calafat AM. Urinary levels of seven phthalate metabolites in the U.S. population from the National Health and Nutrition Examination Survey (NHANES) 1999-2000. Environ Health Perspect. 2004 Mar;112(3):331-8.

Lin S, Ku HY, Su PH, Chen JW, Huang PC, Angerer J, Wang SL. Phthalate exposure in pregnant women and their children in central Taiwan. Chemosphere. 2011 Feb;82(7):947-55.

Davis BJ, Maronpot RR, Heindel JJ.Di-(2-ethylhexyl) phthalate suppresses estradiol and ovulation in cycling rats.Toxicol Appl Pharmacol. 1994 Oct;128(2):216-23.

Anas MK, Suzuki C, Yoshioka K, Iwamura S. Effect of mono-(2-ethylhexyl) phthalate on bovine oocyte maturation in vitro. Reprod Toxicol. 2003 May-Jun;17(3):305-10;

Ambruosi B, Uranio MF, Sardanelli AM, Pocar P, Martino NA, Paternoster MS, Amati F, Dell'Aquila ME. In vitro acute exposure to DEHP affects oocyte meiotic maturation, energy and oxidative stress parameters in a large animal model. PLoS One. 2011;6(11):e27452;

Grossman D, Kalo D, Gendelman M, Roth Z.Effect of di-(2-ethylhexyl) phthalate and mono-(2-ethylhexyl) phthalate on in vitro developmental competence of bovine oocytes.Cell Biol Toxicol. 2012 Dec;28(6):383-96. ("Grossman 2012").

Gupta RK, Singh JM, Leslie TC, Meachum S, Flaws JA, Yao HH. Di-(2-ethylhexyl) phthalate and mono-(2-ethylhexyl) phthalate inhibit growth and reduce estradiol levels of antral follicles in vitro. Toxicol Appl Pharmacol. 2010 Jan 15;242(2):224-30. ("Gupta 2010").

Huang XF, Li Y, Gu YH, Liu M, Xu Y, Yuan Y, Sun F, Zhang HQ, Shi HJ. The effects of Di-(2-ethylhexyl)-phthalate exposure on fertilization and embryonic development in vitro and testicular genomic mutation in vivo. PLoS One. 2012;7(11):e50465.

Pant N, Pant A, Shukla M, Mathur N, Gupta Y, Saxena D. Environmental and experimental exposure of phthalate esters: the toxicological consequence on human sperm. Hum Exp Toxicol. 2011 Jun;30(6):507-14.

Duty S. M., Singh N. P., Silva M. J., Barr D. B., Brock J. W., Ryan L., Herrick R. F., Christiani D. C., Hauser R. 2003b. The relationship between environmental exposures to phthalates and DNA damage in human sperm using the neutral comet assay. Environ. Health Perspect. 111, 1164–1169. ("In conclusion, this study represents the first human data to demonstrate that urinary MEP, at environmental levels, is associated with increased DNA damage in sperm.")

Reinsberg J, Wegener-Toper P, van der Ven K, van der Ven H, Klingmueller D. Effect of mono-(2-ethylhexyl) phthalate on steroid production of human granulosa cells. Toxicol Appl Pharmacol. 2009 Aug 15;239(1):116-23.

Lenie S, Smitz J. Steroidogenesis-disrupting compounds can be effectively studied for major fertility-related endpoints using in vitro cultured mouse follicles. Toxicol Lett. 2009 Mar 28;185(3):143-52.

Dalman A, Eimani H, Sepehri H, Ashtiani SK, Valojerdi MR, Eftekhari-Yazdi P, Shahverdi A. Effect of mono-(2-ethylhexyl) phthalate (MEHP) on resumption of meiosis, in vitro maturation and embryo development of immature mouse oocytes. Biofactors. 2008;33(2):149-55.

Hong YC, Park EY, Park MS, Ko JA, Oh SY, Kim H, Lee KH, Leem JH, Ha EH. Community level exposure to chemicals and oxidative stress in adult population. Toxicol. Lett. 2009;184(2):139–144;

Ferguson KK, Loch-Caruso R, Meeker JD.Urinary phthalate metabolites in relation to biomarkers of inflammation and oxidative stress: NHANES 1999-2006.Environ Res.

2011 Jul;111(5):718-26. ("Ferguson 2011").

Agarwal A, Gupta S, Sekhon L, Shah R. Redox considerations in female reproductive function and assisted reproduction: from molecular mechanisms to health implications. Antioxid Redox Signal. 2008 Aug;10(8):1375-403.

Zhang X, Wu XQ, Lu S, Guo YL, Ma X.Deficit of mitochondria-derived ATP during oxidative stress impairs mouse MII oocyte spindles.Cell Res. 2006 Oct;16(10):841-50. , Lim and Lauderer 2010 in Wang)

Agarwal A, Aponte-Mellado A, Premkumar BJ, Shaman A, Gupta S. The effects of oxidative stress on female reproduction: a review. Reprod Biol Endocrinol. 2012 Jun 29;10:49

Ruder EH, Hartman TJ, Goldman MB. Impact of oxidative stress on female fertility. Curr Opin Obstet Gynecol. 2009 Jun;21(3):219-22.

Al-Gubory KH, Fowler PA, Garrel C. The roles of cellular reactive oxygen species, oxidative stress and antioxidants in pregnancy outcomes. Int J Biochem Cell Biol. 2010; 42:1634–1650.

Liu K, Lehmann KP, Sar M, Young SS, Gaido KW. Gene expression profiling following in utero exposure to phthalate esters reveals new gene targets in the etiology of testicular dysgenesis. Biol Reprod. 2005; 73:180–192.

Botelho GG, Bufalo AC, Boareto AC, Muller JC, Morais RN, Martino-Andrade AJ, Lemos KR, Dalsenter PR. Vitamin C and resveratrol supplementation to rat dams treated with di(2- ethylhexyl)phthalate: impact on reproductive and oxidative stress end points in male offspring. Arch Environ Contam Toxicol. 2009; 57:785–793

Erkekoglu P, Rachidi W, Yuzugullu OG, Giray B, Favier A, Ozturk M, Hincal F. Evaluation of cytotoxicity and oxidative DNA damaging effects of di(2-ethylhexyl)-phthalate (DEHP) and mono(2-ethylhexyl)-phthalate (MEHP) on MA-10 Leydig cells and protection by selenium. Toxicol Appl Pharmacol. 2010; 248:52–62.

Hauser R, Gaskins AJ, Souter I, Smith KW, Dodge LE, Ehrlich S, Meeker JD, Calafat AM, Williams PL, EARTH Study Team. Urinary phthalate metabolite concentrations and reproductive outcomes among women undergoing in vitro fertilization: results from the EARTH study. Environmental Health Perspectives. 2016 Jun 1;124(6):831.

Wang W, Craig ZR, Basavarajappa MS, Gupta RK, Flaws JA. Di (2-ethylhexyl) phthalate inhibits growth of mouse ovarian antral follicles through an oxidative stress pathway. Toxicol Appl Pharmacol. 2012 Jan 15;258(2):288-95. ("Wang 2012"); C.f. Ambruosi 2011.

Kim SH, Chun S, Jang JY, Chae HD, Kim CH, Kang BM. Increased plasma levels of phthalate esters in women with advanced-stage endometriosis: a prospective case-control study. Fertil Steril. 2011 Jan;95(1):357-9.

Reddy BS, Rozati R, Reddy S, Kodampur S, Reddy P, Reddy R. High plasma concentrations of polychlorinated biphenyls and phthalate esters in women with endometriosis: a prospective case control study. Fertil Steril. 2006 Mar;85(3):775-9;

Weuve J, Hauser R, Calafat AM, Missmer SA, Wise LA. Association of exposure to phthalates with endometriosis and uterine leiomyomata: findings from NHANES, 1999-2004. Environ Health Perspect. 2010 Jun;118(6):825-32.

Buck Louis GM, Peterson CM, Chen Z, Croughan M, Sundaram R, Stanford J, Varner

MW, Kennedy A, Giudice L, Fujimoto VY, Sun L, Wang L, Guo Y, Kannan K.Bisphenol A

and phthalates and endometriosis: the Endometriosis: Natural History, Diagnosis and Outcomes Study .Fertil Steril. 2013 Jul;100(1):162-9.e1-2.

Toft G, Jönsson BA, Lindh CH, Jensen TK, Hjollund NH, Vested A, Bonde JP. Association between pregnancy loss and urinary phthalate levels around the time of conception. Environ Health Perspect. 2012 Mar;120(3):458-63.

Latini G, et al. In utero exposure to di-(2-ethylhexyl)phthalate and duration of human pregnancy. Environmental Health Perspectives. 2003;111:1783–1785.

Meeker JD, Hu H, Cantonwine DE, Lamadrid-Figueroa H, Calafat AM, Ettinger AS, Hernandez-Avila M, Loch-Caruso R, Téllez-Rojo MM. Urinary phthalate metabolites in relation to preterm birth in Mexico city. Environ. Health Perspect. 2009;117(10):1587–1592.

Whyatt RM, Adibi JJ, Calafat AM, Camann DE, Rauh V, Bhat HK, Perera FP, Andrews H, Just AC, Hoepner L, Tang D, Hauser R. Prenatal di(2-ethylhexyl) phthalate exposure and length of gestation among an inner-city cohort. Pediatrics. 2009;124(6):e1213–e1220.

Meeker JD, Hu H, Cantonwine DE, Lamadrid-Figueroa H, Calafat AM, Ettinger AS, Hernandez-Avila M, Loch-Caruso R, Téllez-Rojo MM. Urinary phthalate metabolites in relation to preterm birth in Mexico city. Environ. Health Perspect. 2009;117(10):1587–1592.

Latini G, Del Vecchio A, Massaro M, Verrotti A, De Felice C. In utero exposure to phthalates and fetal development. Curr Med Chem. 2006;13:2527–2534.

Meeker JD, Hu H, Cantonwine DE, Lamadrid-Figueroa H, Calafat AM, Ettinger AS, Hernandez-Avila M, Loch-Caruso R, Téllez-Rojo MM. Urinary phthalate metabolites in relation to preterm birth in Mexico city. Environ. Health Perspect. 2009;117(10):1587–1592.

Swan SH, Main KM, Liu F, Stewart SL, Kruse RL, Calafat AM, Mao CS, Redmon JB, Ternand CL, Sullivan S, Teague JL; Study for Future Families Research

Team.Decrease in anogenital distance among male infants with prenatal phthalateexposure. Environ Health Perspect. 2005 Aug;113(8):1056-61. Erratum in: Environ Health Perspect. 2005 Sep;113(9):A583. ("Swan 2005").

Swan SH. Environmental phthalate exposure in relation to reproductive outcomes and other health endpoints in humans. Environ Res. 2008 Oct; 108(2):177-84.

Welsh M, et al. Identification in rats of a programming window for reproductive tract masculinization, disruption of which leads to hypospadias and cryptorchidism. The Journal of Clinical Investigation. 2008;118:1479–1490.

Foster P. M. 2006. Disruption of reproductive development in male rat offspring following in utero exposure to phthalate esters. Int. J. Androl. 29, 140–147 ("Foster 2006").

Howdeshell KL, Wilson VS, Furr J, Lambright CR, Rider CV, Blystone CR, Hotchkiss AK, Gray LE Jr. A mixture of five phthalate esters inhibits fetal testicular testosterone production in the sprague-dawley rat in a cumulative, dose-additive manner. Toxicol Sci. 2008 Sep;105(1):153-65.

Akingbemi BT, Ge R, Klinefelter GR, Zirkin BR, Hardy MP. Phthalate-induced Leydig cell hyperplasia is associated with multiple endocrine disturbances. Proc Natl Acad Sci U S A. 2004 Jan 20;101(3):775-80;

Borch J, Ladefoged O, Hass U, Vinggaard AM. Steroidogenesis in fetal male rats is reduced by DEHP and DINP, but endocrine effects of DEHP are not modulated by DEHA in fetal, prepubertal and adult male rats. Reprod Toxicol. 2004 Jan-Feb;18(1):53-61;

Klinefelter GR, Laskey JW, Winnik WM, Suarez JD, Roberts NL, Strader LF, Riffle BW, Veeramachaneni DN. Novel molecular targets associated with testicular dysgenesis induced by gestational exposure to diethylhexyl phthalate in the rat: a role for estradiol. Reproduction. 2012 Dec; 144(6):747-61.

Whyatt RM, Liu X, Rauh VA, Calafat AM, Just AC, Hoepner L, Diaz D, Quinn J, Adibi J, Perera FP, Factor-Litvak P. Maternal prenatal urinary phthalate metabolite concentrations and child mental, psychomotor, and behavioral development at 3 years of age. Environ Health Perspect 2012;120:290

Yolton K, Xu Y, Strauss D, Altaye M, Calafat AM, Khoury J. Prenatal exposure to bisphenol A and phthalates and infant neurobehavior. Neurotoxicol Teratol 2011;33:558-66;

Engel SM, Zhu C, Berkowitz GS, Calafat AM, Silva MJ, Miodovnik A, Wolff MS. Prenatal phthalate exposure and performance on the Neonatal Behavioral Assessment Scale in a multiethnic birth cohort. Neurotoxicology 2009;30:522-8;

Kim Y, Ha EH, Kim EJ, Park H, Ha M, Kim JH, Hong YC, Chang N, Kim BN. Prenatal exposure to phthalates and infant development at 6 months: prospective Mothers and Children's Environmental Health (MOCEH) study. Environ Health Perspect 2011;119:1495-500;

Engel SM, Miodovnik A, Canfield RL, Zhu C, Silva MJ, Calafat AM, Wolff MS. Prenatal phthalate exposure is associated with childhood behavior and executive functioning. Environ Health Perspect 2010;118:565-71;

Swan SH, Liu F, Hines M, Kruse RL, Wang C, Redmon JB, Sparks A, Weiss B. Prenatal phthalate exposure and reduced masculine play in boys. Int J Androl 2010;33:259-69;

Miodovnik A, Engel SM, Zhu C, Ye X, Soorya LV, Silva MJ, Calafat AM, Wolff MS. Endocrine disruptors and childhood social impairment. Neurotoxicology 2011;32:261-7;

Whyatt 2012.

Boas M, Frederiksen H, Feldt-Rasmussen UF, Skakkebaek NE, Hegedus L, Hilsted, L, et al. Childhood exposure to phthalates: association with thyroid function, insulin-like growth factor I, and growth. Environ Health Perspect 2010; 118:1458–1464.

Meeker and Ferguson 2011; Meeker JD, Ferguson KK. 2011. Relationship between urinary phthalate and bisphenol A concentrations and serum thyroid measures in U.S. adults and adolescents from the National Health and Nutrition Examination Survey (NHANES) 2007–2008. Environ Health Perspect 119:1396–1402.

Meeker JD, Calafat AM, Hauser R. 2007. Di(2-ethylhexyl) phthalate metabolites may alter thyroid hormone levels in men. Environ Health Perspect 115:1029–1034.

Huang PC, Kuo PL, Guo YL, Liao PC, Lee CC. 2007. Associations between urinary phthalate monoesters and thyroid hormones in pregnant women. Hum Reprod 22(10):2715–2722.

Bornehag C. G., Sundell J., Weschler C. J., Sigsgaard T., Lundgren B., Hasselgren M., Hagerhed-Engman L. 2004. The association between asthma and allergic symptoms in children and phthalates in house dust: a nested case–control study. Environ. Health Perspect. 112, 1393–1397.

Kolarik B, et al. The association between phthalates in dust and allergic diseases among Bulgarian children. Environmental Health Perspectives. 2008;116:98–103.

Larsson M, Hägerhed-Engman L, Kolarik B, James P, Lundin F, Janson S, Sundell J, Bornehag CG. PVC—as flooring material—and its association with incident asthma in a Swedish child cohort study. Indoor Air. 2010 Dec;20(6):494-501.

Wormuth M, et al. What Are the Sources of Exposure to Eight Frequently Used Phthalic Acid Esters in Europeans? Risk Analysis. 2006;26:803–824. ("Wormuth 2006").

Sathyanarayana S., Karr C. J., Lozano P., Brown E., Calafat A. M., Liu F., Swan S. H. 2008. Baby care products: possible sources of infant phthalate exposure. Pediatrics 121, e260–e268

Koniecki D, Wang R, Moody RP, Zhu J.Phthalates in cosmetic and personal care

products: concentrations and possible dermal exposure.Environ Res. 2011

Apr;111(3):329-36.

Janjua NR, Mortensen GK, Andersson AM, Kongshoj B, Skakkebaek NE, Wulf HC.Systemic uptake of diethyl phthalate, dibutyl phthalate, and butyl paraben following whole-body topical application and reproductive and thyroid hormone levels in humans. Environ Sci Technol. 2007 Aug 1;41(15):5564-70.

Wittassek M, Koch HM, Angerer J, Bruning T. Assessing exposure to phthalates – the human biomonitoring approach. Mol Nutr Food Res. 2011;55:7–31

Plenge-Bönig A, Karmaus W. Exposure to toluene in the printing industry is associated with subfecundity in women but not in men. Occup Environ Med. 1999 Jul;56(7):443-8.

Svensson BG, Nise G, Erfurth EM, Nilsson A, Skerfving S. Hormone status in occupational toluene exposure. Am J Ind Med. 1992;22(1):99–107.

Ng TP, Foo SC, Yoong T. Risk of spontaneous abortion in workers exposed to toluene. Br J Ind Med. 1992 Nov;49(11):804-808;

Taskinen HK, Kyyrönen P, Sallmén M, Virtanen SV, Liukkonen TA, Huida O, Lindbohm ML, Anttila A. Reduced fertility among female wood workers exposed to formaldehyde. Am J Ind Med. 1999 Jul;36(1):206-12.

Lindbohm ML, Hemminki K, Bonhomme MG, Anttila A, Rantala K, Heikkila P, Rosenberg MJ. Effects of paternal occupational exposure on spontaneous abortions. American Journal of Public Health. 1991;81:1029-1033

Saurel-Cubizolles MJ, Hays M, Estryn-Behar M. Work in operating rooms and pregnancy outcome among nurses. Int Arch Occup Environ Health. 1994;66:235-241.

John EM, Savitz DA, Shy CM. Spontaneous abortions among cosmetologists. Epidemiology. 1994;5:147-155.

Rudel RA, Gray JM, Engel CL, Rawsthorne TW, Dodson RE, Ackerman JM, Rizzo J, Nudelman JL, Brody JG. Food packaging and bisphenol A and bis(2-ethyhexyl) phthalate exposure: findings from a dietary intervention. Environ Health Perspect. 2011 Jul;119(7):914-20.

Montuori P, Jover E, Morgantini M, Bayona JM, Triassi M. Assessing human exposure to phthalic acid and phthalate esters from mineral water stored in polyethylene terephthalate and glass bottles. Food Add Contamin. 2008;25(4):511-518;

Sax L. Polyethylene terephthalate may yield endocrine disruptors. Environ Health Perspect. 2010;118:445-8;

Farhoodi M, Emam-Djomeh Z, Ehsani MR, Oromiehie A. Effect of environmental conditions on the migration of di(2-ethylhexyl) phthalate from PET bottles into yogurt drinks: influence of time, temperature, and food simulant. Arabian J Sci Eng. 2008;33(2):279-287.

Thornton, J, "Environmental impacts of polyvinyl chloride (PVC) building materials." briefing paper for the Healthy Building Network, http://www. healthybuilding. net/pvc/ThorntonPVCSummary. html (2002).

Smith KW, Souter I, Dimitriadis I, Ehrlich S, Williams PL, Calafat AM, Hauser R. Urinary paraben concentrations and ovarian aging among women from a fertility center. Environ Health Perspect 2013 Aug;121:1299–1305.

Capitolo 4: Ostacoli inaspettati alla fertilità

Aleyasin A, Hosseini MA, Mahdavi A, Safdarian L, Fallahi P, Mohajeri MR, Abbasi M, Esfahani F.Predictive value of the level of vitamin D in follicular fluid on the outcome of assisted reproductive technology.Eur J Obstet Gynecol Reprod Biol. 2011 Nov;159(1):132-7.

Anifandis GM, Dafopoulos K, Messini CI, Chalvatzas N, Liakos N, Pournaras S, Messinis IE. Prognostic value of follicular fluid 25-OH vitamin D and glucose levels in the IVF outcome. Reprod Biol Endocrinol. 2010 Jul 28;8:91.

Rudick B, Ingles S, Chung K, Stanczyk F, Paulson R, Bendikson K. Characterizing the influence of vitamin D levels on IVF outcomes. Hum Reprod. 2012 Nov;27(11):3321-7. ("Rudick 2012").

Ozkan S, Jindal S, Greenseid K, Shu J, Zeitlian G, Hickmon C, Pal L. Replete vitamin D stores predict reproductive success following in vitro fertilization. Fertil Steril. 2010 Sep;94(4):1314-9.

Firouzabadi RD, Rahmani E, Rahsepar M, Firouzabadi MM. Value of follicular fluid vitamin D in predicting the pregnancy rate in an IVF program. Arch Gynecol Obstet. 2014 Jan;289(1):201-6

Ruddick 2012). Rudick B, Ingles S, Chung K, Stanczyk F, Paulson R, Bendikson K. Characterizing the influence of vitamin D levels on IVF outcomes. Hum Reprod. 2012 Nov;27(11):3321-7.

Luk J, Torrealday S, Neal Perry G, Pal L. Relevance of vitamin D in reproduction. Hum Reprod. 2012 Oct;27(10):3015-27

Grundmann M, von Versen-Höynck F. Vitamin D - roles in women's reproductive health? Reprod Biol Endocrinol. 2011 Nov 2;9:146.

Grossmann RE, Tangpricha V. Evaluation of vehicle substances on vitamin D bioavailability: a systematic review. Mol Nutr Food Res. 2010 Aug;54(8):1055-61;

Raimundo FV, Faulhaber GA, Menegatti PK, Marques Lda S, Furlanetto TW. Effect of High- versus Low-Fat Meal on Serum 25-Hydroxyvitamin D Levels after a Single Oral Dose of Vitamin D: A Single-Blind, Parallel, Randomized Trial. Int J Endocrinol. 2011;2011:809069.

Stagnaro-Green A, Roman SH, Cobin RH, el-Harazy E, Alvarez-Marfany M, Davies TF. Detection of at-risk pregnancy by means of highly sensitive assays for thyroid autoantibodies. JAMA. 1990 Sep 19;264(11):1422-5

Thangaratinam S, Tan A, Knox E, Kilby MD, Franklyn J, Coomarasamy A. Association between thyroid autoantibodies and miscarriage and preterm birth: meta-analysis of evidence. BMJ. 2011 May 9;342:d2616.

Stagnaro-Green A. Thyroid antibodies and miscarriage: where are we at a generation later? J Thyroid Res. 2011; 2011:841949.

Ghafoor F, Mansoor M, Malik T, Malik MS, Khan AU, Edwards R, Akhtar W. Role of thyroid peroxidase antibodies in the outcome of pregnancy. J Coll Physicians Surg Pak. 2006 Jul;16(7):468-71.

Pratt DE, Kaberlein G, Dudkiewicz A, Karande V, Gleicher N. The association of antithyroid antibodies in euthyroid nonpregnant women with recurrent first trimester abortions in the next pregnancy. Fertil Steril. 1993 Dec;60(6):1001-5;

Bussen S, Steck T. Thyroid autoantibodies in euthyroid nonpregnant women with recurrent spontaneous abortions. Hum Reprod. 1995 Nov;10(11):2938-40;

Dendrinos S, Papasteriades C, Tarassi K, Christodoulakos G, Prasinos G, Creatsas G. Thyroid autoimmunity in patients with recurrent spontaneous miscarriages. Gynecol Endocrinol. 2000 Aug;14(4):270-4.

Toulis KA, Goulis DG, Venetis CA, Kolibianakis EM, Negro R, Tarlatzis BC, Papadimas I. Risk of spontaneous miscarriage in euthyroid women with thyroid autoimmunity undergoing IVF: a meta-analysis. Eur J Endocrinol. 2010 Apr;162(4):643-52;

Prummel MF, Wiersinga WM. Thyroid autoimmunity and miscarriage. Eur J Endocrinol. 2004 Jun;150(6):751-5;

Negro R, Schwartz A, Gismondi R, Tinelli A, Mangieri T, Stagnaro-Green A. Increased pregnancy loss rate in thyroid antibody negative women with TSH levels between 2.5 and 5.0 in the first trimester of pregnancy. J Clin Endocrinol Metab. 2010 Sep;95(9):E44-8. ("Negro 2010"). Negro 2010.

Negro R, Formoso G, Mangieri T, Pezzarossa A, Dazzi D, Hassan H. Levothyroxine treatment in euthyroid pregnant women with autoimmune thyroid disease: effects on obstetrical complications. J Clin Endocrinol Metab. 2006 Jul;91(7):2587-91.

Kim CH, Ahn JW, Kang SP, Kim SH, Chae HD, Kang BM. Effect of levothyroxine treatment on in vitro fertilization and pregnancy outcome in infertile women with subclinical hypothyroidism undergoing in vitro fertilization/intracytoplasmic sperm injection. Fertil Steril. 2011 Apr;95(5):1650-4. ("Kim 2011").

Abalovich M, Mitelberg L, Allami C, Gutierrez S, Alcaraz G, Otero P, Levalle O. Subclinical hypothyroidism and thyroid autoimmunity in women with infertility. Gynecol Endocrinol. 2007 May;23(5):279-83. ("Abalovich 2007").

Eldar-Geva T, Shoham M, Rösler A, Margalioth EJ, Livne K, Meirow D. Subclinical hypothyroidism in infertile women: the importance of continuous monitoring and the role of the thyrotropin-releasing hormone stimulation test. Gynecol Endocrinol. 2007 Jun;23(6):332-7.

Janssen OE, Mehlmauer N, Hahn S, Offner AH, Gärtner R. High prevalence of autoimmune thyroiditis in patients with polycystic ovary syndrome. Eur J Endocrinol. 2004 Mar;150(3):363-9.

Sinha U, Sinharay K, Saha S, Longkumer TA, Baul SN, Pal SK. Thyroid disorders in polycystic ovarian syndrome subjects: A tertiary hospital based cross-sectional study from Eastern India .Indian J Endocrinol Metab. 2013 Mar;17(2):304-9.

Fasano A, Catassi C. Current Approaches to Diagnosis and Treatment of Celiac Disease: An Evolving Spectrum. Gastroenterology, 2001;120:636-651.

Kaukinen K, Maki M, Collin P. Immunohistochemical features in antiendomysium positive patients with normal villous architecture. Am J Gastroenterol, 2006;101(3):675-676;

Kumar V. American Celiac Society, Nov.9,1999.

Pellicano R., Astegiano M., Bruno M., Fagoonee S., Rizzetto M.. Women and celiac disease: association with unexplained infertility. Minerva Med, 2007;98:217-219. ("Pellicano 2007").

Ferguson R, Holmes GK, Cooke WT. Coeliac disease, fertility, and pregnancy. Scand J Gastroenterol, 1982;17:65–68.

Choi JM, Lebwohl B, Wang J, Lee SK, Murray JA, Sauer MV, Green PH. Increased prevalence of celiac disease in patients with unexplained infertility in the United States.J Reprod Med. 2011 May-Jun;56(5-6):199-203. ("Choi 2011");

Kumar A, Meena M, Begum N, Kumar N, Gupta RK, Aggarwal S, Prasad S, Batra S. Latent celiac disease in reproductive performance of women. Fertil Steril. 2011 Mar 1;95(3):922-7;

Machado AP, Silva LR, Zausner B, Oliveira Jde A, Diniz DR, de Oliveira J. Undiagnosed celiac disease in women with infertility. J Reprod Med. 2013 Jan-Feb;58(1-2):61-6;

Jackson JE, Rosen M, McLean T, et al. Prevalence of celiac disease in a cohort of women with unexplained infertility. Fertil Steril. 2008; 89:1002–1004.

Ciacci C, Cirillo M, Auriemma G, Di Dato G, Sabbatini F, Mazzacca G. Celiac disease and pregnancy outcome. Am J Gastroenterol, 1996;91(4):718-722.

La Villa G, Pantaleo P, Tarquini R, Cirami L, Perfetto F, Mancuso F, Laffi G. Multiple immune disorders in unrecognized celiac disease: a case report. World J Gastroenterol, 2003;9(6): 1377-1380.

Bast A, O'Bryan T, Bast E. Celiac Disease and Reproductive Health. Pract Gastroenterol. 2009 Oct:10-21

Dickey W, Ward M, Whittle CR, Kelly MT, Pentieva K, Horigan G, Patton S, McNulty H. Homocysteine and related B-vitamin status in coeliac disease: Effects of gluten exclusion and histological recovery. Scand J Gastroenterol. 2008;43(6):682-8.

Ocal 2012. Ocal P, Ersoylu B, Cepni I, Guralp O, Atakul N, Irez T, Idil M.The association between homocysteine in the follicular fluid with embryo quality and pregnancy rate in assisted reproductive techniques. J Assist Reprod Genet. 2012 Apr;29(4):299-304.

Hallert C, Grant C, Grehn S, Grännö C, Hultén S, Midhagen G, Ström M, Svensson H, Valdimarsson T.Evidence of poor vitamin status in coeliac patients on a gluten-free diet for 10 years. Aliment Pharmacol Ther. 2002 Jul;16(7):1333-9.

Hallert C, Svensson M, Tholstrup J, Hultberg B.Clinical trial: B vitamins improve health in patients with coeliac disease living on a gluten-free diet. Aliment Pharmacol Ther. 2009 Apr 15;29(8):811-6.

Ide M, Papapanou PN. Epidemiology of association between maternal periodontal disease and adverse pregnancy outcomes— systematic review. J Periodontol. 2013 Apr;84(4 Suppl):S181-94.

Vogt M, Sallum AW, Cecatti JG, Morais SS. Periodontal disease and some adverse perinatal outcomes in a cohort of low risk pregnant women. Reprod Health. 2010 Nov 3;7:29

Offenbacher S, Beck JD. Periodontitis: a potential risk factor for spontaneous preterm birth. Compend. Contin. Educ. Dent.22(2 Spec No),17-20 (2001).

Shub A, Wong C, Jennings B, Swain JR, Newnham JP. Maternal periodontal disease and perinatal mortality. Aust N Z J Obstet Gynaecol 2009;49:130-136.

Jeffcoat MK, Geurs NC, Reddy MS, Cliver SP, Goldenberg RL, Hauth JC. Periodontal infection and preterm birth: results of a prospective study. J Am Dent Assoc. 2001 Jul;132(7):875-80

Farrell S, Ide M, Wilson RF. The relationship between maternal periodontitis, adverse pregnancy outcome and miscarriage in never smokers. J Clin Periodontol. 2006 Feb;33(2):115-20.

Madianos PN, Bobetsis YA, Offenbacher S.Adverse pregnancy outcomes (APOs) and

periodontal disease: pathogenic mechanisms.J Periodontol. 2013 Apr;84(4 Suppl):S170-80.

Hart R, Doherty DA, Pennell CE, Newnham IA, Newnham JP. Periodontal disease: a potential modifiable risk factor limiting conception. Hum Reprod. 2012 May;27(5):1332-42.

Newnham JP, Newnham IA, Ball CM, Wright M, Pennell CE, Swain J, Doherty DA. Treatment of periodontal disease during pregnancy: a randomized controlled trial. Obstet Gynecol 2009;114:1239-1248.

Capitolo 5: Multivitaminici prenatali

CDC, ten great public health achievements- United States, 2001-2010. Morb Mortal Wkly Rep 2011: 60-619-23.

Prevention of neural tube defects: results of the Medical Research Council Vitamin Study MRC Vitamin Study Research Group. Lancet. 1991 Jul 20;338(8760):131-7.

Smithells RW, Sheppard S, Schorah CJ, Seller MJ, Nevin NC, Harris R, Read AP, Fielding DW.Apparent prevention of neural tube defects by periconceptional vitamin supplementation. 1981.Int J Epidemiol. 2011 Oct;40(5):1146-54.

Schorah C. Commentary: from controversy and procrastination to primary prevention. Int J Epidemiol. 2011 Oct;40(5):1156-8.

Czeizel AE, Dudás I. Prevention of the first occurrence of neural-tube defects by periconceptional vitamin supplementation. N Engl J Med. 1992 Dec 24;327(26):1832-5;

de Bree A, van Dusseldorp M, Brouwer IA, van het Hof KH, Steegers-Theunissen RP. Folate intake in Europe: recommended, actual and desired intake. Eur J Clin Nutr. 1997 Oct;51(10):643-60.

http://www.cdc.gov/ncbddd/folicacid/recommendations.html

http://www.nhs.uk/Conditions/vitamins-minerals/Pages/Vitamin-B.aspx

Mito, N., Takimoto, H., Umegaki, K., Ishiwaki, A., Kusama, K., Fukuoka, H., ... & Yoshiike, N. (2007). Folate intakes and folate biomarker profiles of pregnant Japanese women in the first trimester. European journal of clinical nutrition, 61(1), 83-90.

http://www.uspreventiveservicestaskforce.org/uspstf09/folicacid/folicacidrs.htm

Ebisch IM, Thomas CM, Peters WH, Braat DD, Steegers-Theunissen RP. The importance of folate, zinc and antioxidants in the pathogenesis and prevention of subfertility. Hum Reprod Update. 2007 Mar-Apr;13(2):163-74 ("Ebisch 2007").

Chavarro JE, Rich-Edwards JW, Rosner BA, Willett WC. Use of multivitamins, intake of B vitamins, and risk of ovulatory infertility. Fertil Steril. 2008 Mar;89(3):668-76.

Westphal LM, Polan ML, Trant AS, Mooney SB. A nutritional supplement for improving fertility in women: a pilot study. J Reprod Med. 2004 Apr;49(4):289-93.

Czeizel AE, Métneki J, Dudás I. The effect of preconceptional multivitamin supplementation on fertility. Int J Vitam Nutr Res. 1996;66(1):55-8.

Gaskins AJ, Mumford SL, Chavarro JE, Zhang C, Pollack AZ, Wactawski-Wende J, Perkins NJ, Schisterman EF. The impact of dietary folate intake on reproductive function in premenopausal women: a prospective cohort study. PLoS One. 2012;7(9):e46276.

Dudás I, Rockenbauer M, Czeizel AE. The effect of preconceptional multivitamin supplementation on the menstrual cycle. Arch Gynecol Obstet. 1995;256(3):115-23.

Boxmeer JC, Brouns RM, Lindemans J, Steegers EA, Martini E, Macklon NS, Steegers-Theunissen RP. Preconception folic acid treatment affects the microenvironment of the maturing oocyte in humans. Fertil Steril. 2008 Jun;89(6):1766-70.

Boxmeer JC, Macklon NS, Lindemans J, Beckers NG, Eijkemans MJ, Laven JS, Steegers EA, Steegers-Theunissen RP. IVF outcomes are associated with biomarkers of the homocysteine pathway in monofollicular fluid. Hum Reprod. 2009 May;24(5):1059-66.

Hekmatdoost A, Vahid F, Yari Z, Sadeghi M, Eini-Zinab H, Lakpour N, Arefi S. Methyltetrahydrofolate vs Folic Acid Supplementation in Idiopathic Recurrent Miscarriage with Respect to Methylenetetrahydrofolate Reductase C677T and A1298C

Polymorphisms: A Randomized Controlled Trial. PloS one. 2015 Dec 2;10(12):e0143569.

Enciso M, Sarasa J, Xanthopoulou L, Bristow S, Bowles M, Fragouli E, Delhanty J, Wells D. Polymorphisms in the MTHFR gene influence embryo viability and the incidence of aneuploidy. Human genetics. 2016 May 1;135(5):555-68.

Capitolo 6: Dare energia agli ovuli con il coenzima Q10

Dietmar A, Schmidt ME, Siebrecht SC. Ubiquinol supplementation enhances peak power production in trained athletes: a double-blind, placebo controlled study. J Int Soc Sports Nutr. 2013 Apr 29;10(1):24.

Bentinger M, Brismar K, Dallner G. The antioxidant role of coenzyme Q. Mitochondrion. 2007 Jun;7 Suppl:S41-50;

Sohal RS. Coenzyme Q and vitamin E interactions. Methods Enzymol. 2004;378:146-51.

Shigenaga MK, Hagen TM, Ames BN.Oxidative damage and mitochondrial decay in aging.Proc Natl Acad Sci U S A. 1994 Nov 8;91(23):10771-8.

Seo AY, Joseph AM, Dutta D, Hwang JC, Aris JP, Leeuwenburgh C.New insights into the role of mitochondria in aging: mitochondrial dynamics and more.J Cell Sci. 2010 Aug 1;123(Pt 15):2533-42

Tatone C, Amicarelli F, Carbone MC, Monteleone P, Caserta D, Marci R, Artini PG, Piomboni P, Focarelli R. Cellular and molecular aspects of ovarian follicle ageing. Hum Reprod Update. 2008 Mar-Apr;14(2):131-42.

Wilding M, Dale B, Marino M, di Matteo L, Alviggi C, Pisaturo ML, Lombardi L, De Placido G. Mitochondrial aggregation patterns and activity in human oocytes and preimplantation embryos. Hum Reprod. 2001 May;16(5):909-17.

de Bruin JP, Dorland M, Spek ER, Posthuma G, van Haaften M, Looman CW, te Velde ER. Age-related changes in the ultrastructure of the resting follicle pool in human ovaries. Biol Reprod. 2004 Feb;70(2):419-24

Bentov Y, Casper RF.The aging oocyte—can mitochondrial function be improved? Fertil Steril. 2013 Jan;99(1):18-22.

Bonomi M, Somigliana E, Cacciatore C, Busnelli M, Rossetti R, Bonetti S, Paffoni A, Mari D, Ragni G, Persani L; Italian Network for the study of Ovarian Dysfunctions. Blood cell mitochondrial DNA content and premature ovarian aging. PLoS One. 2012;7(8):e42423

Van Blerkom J, Davis PW, Lee J. ATP content of human oocytes and developmental potential and outcome after in-vitro fertilization and embryo transfer. Hum Reprod. 1995 Feb;10(2):415-24

Santos TA, El Shourbagy A, St John JC. Mitochondrial content reflects oocyte variability and fertilization outcome. Fertil Steril. 2006;85:584–91;

Bentov Y, Esfandiari N, Burstein E, Casper RF.The use of mitochondrial nutrients to improve the outcome of infertility treatment in older patients.Fertil Steril.

2010 Jan;93(1):272-5

Harvey AJ, Gibson TC, Quebedeaux TM, Brenner CA. Impact of assisted reproductive technologies: a mitochondrial perspective of cytoplasmic transplantation. Curr Top Dev Biol. 2007;77:229–49.

Dumollard R, Carroll J, Duchen MR, Campbell K, Swann K. Mitochondrial function and redox state in mammalian embryos. Semin Cell Dev Biol. 2009 May;20(3):346-53.

Van Blerkom J. Mitochondrial function in the human oocyte and embryo and their role in developmental competence. Mitochondrion. 2011 Sep;11(5):797-813 ("Van Blerkom 2011").

Eichenlaub-Ritter U, Vogt E, Yin H, Gosden R. Spindles, mitochondria and redox potential in ageing oocytes. Reprod Biomed Online. 2004 Jan;8(1):45-58;

Ge H, Tollner TL, Hu Z, Dai M, Li X, Guan H, Shan D, Zhang X, Lv J, Huang C, Dong Q. The importance of mitochondrial metabolic activity and mitochondrial DNA replication during oocyte maturation in vitro on oocyte quality and subsequent embryo developmental competence. Mol Reprod Dev. 2012 Jun;79(6):392-401.

Wilding M, Placido G, Matteo L, Marino M, Alviggi C, Dale B. Chaotic mosaicism in human preimplantation embryos is correlated with a low mitochondrial membrane potential. Fertil Steril. 2003;79:340-6.

Zeng HT, Ren Z, Yeung WS, Shu YM, Xu YW, Zhuang GL, Liang XY. Low mitochondrial DNA and ATP contents contribute to the absence of birefringent spindle imaged with PolScope in in vitro matured human oocytes. Hum Reprod. 2007 Jun;22(6):1681-6.

Yu Y, Dumollard R, Rossbach A, Lai FA, Swann K. Redistribution of mitochondria leads to bursts of ATP production during spontaneous mouse oocyte maturation. J Cell Physiol. 2010 Sep;224(3):672-80.

Zhang X, Wu XQ, Lu S, Guo YL, Ma X. Deficit of mitochondria-derived ATP during oxidative stress impairs mouse MII oocyte spindles. Cell Res. 2006 Oct;16(10):841-50.

Eichenlaub-Ritter U, Vogt E, Yin H, Gosden R. Spindles, mitochondria and redox potential in ageing oocytes. Reprod Biomed Online. 2004 Jan;8(1):45-58.

Bartmann AK, Romao GS, Ramos Eda S, Ferriani RA. Why do older women have poor implantation rates? A possible role of the mitochondria. J Assist Reprod Genet. 2004;21:79-83;

Thundathil J, Filion F, Smith LC.Molecular control of mitochondrial function in preimplantation mouse embryos.Mol Reprod Dev. 2005 Aug;71(4):405-13.

Thouas GA, Trounson AO, Wolvetang EJ, Jones GM. Mitochondrial dysfunction in mouse oocytes results in preimplantation embryo arrest in vitro. Biol Reprod. 2004 Dec;71(6):1936-42;

Eichenlaub-Ritter U, Wieczorek M, Lüke S, Seidel T. Age related changes in mitochondrial function and new approaches to study redox regulation in mammalian oocytes in response to age or maturation conditions. Mitochondrion. 2011 Sep;11(5):783-96.

Interview with Dr. Bentov, published May 16, 2011, http://www.chatelaine.com/health/what-every-woman-over-30-should-know-about-fertility/

Quinzii CM, Hirano M, DiMauro S. CoQ10 deficiency diseases in adults. Mitochondrion. 2007;7(Suppl):S122–6;

Lopez 2010, Bergamini 2012, Shigenaga MK, Hagen TM, Ames BN. Oxidative damage and mitochondrial decay in aging. Proc Natl Acad Sci U S A. 1994 Nov 8;91(23):10771-8.

Perez-Sanchez C, Ruiz-Limon P, Aguirre MA, Bertolaccini ML, Khamashta MA, Rodriguez-Ariza A, Segui P, Collantes-Estevez E, Barbarroja N, Khraiwesh H, Gonzalez-Reyes JA, Villalba JM, Velasco F, Cuadrado MJ, Lopez-Pedrera C. Mitochondrial dysfunction in antiphospholipid syndrome: implications in the pathogenesis of the disease and effects of coenzyme Q(10) treatment. Blood. 2012 Jun 14;119(24):5859-70.

Stojkovic M, Westesen K, Zakhartchenko V, Stojkovic P, Boxhammer K, Wolf E.Coenzyme Q(10) in submicron-sized dispersion improves development, hatching, cell proliferation, and adenosine triphosphate content of in vitro-produced bovine embryos.Biol Reprod. 1999 Aug;61(2):541-7.

Turi A, Giannubilo SR, Brugè F, Principi F, Battistoni S, Santoni F, Tranquilli AL, Littarru G, Tiano L.Coenzyme Q10 content in follicular fluid and its relationship with oocyte fertilization and embryo grading.Arch Gynecol Obstet. 2012 Apr;285(4):1173-6.

Bentov Y, Esfandiari N, Burstein E, Casper RF.The use of mitochondrial nutrients to improve the outcome of infertility treatment in older patients.Fertil Steril. 2010 Jan;93(1):272-5.

Kamei M, Fujita T, Kanbe T, Sasaki K, Oshiba K, Otani S, Matsui-Yuasa I, Morisawa S. The distribution and content of ubiquinone in foods. Int J Vitam Nutr Res. 1986;56(1):57-63.

Bhagavan HN, Chopra RK. Coenzyme Q10: absorption, tissue uptake, metabolism and pharmacokinetics. Free Radic Res. 2006 May;40(5):445-53 ("Bhagavan 2006").

Aberg F, Appelkvist EL, Dallner G, Ernster L. Distribution and redox state of ubiquinones in rat and human tissues. Arch Biochem Biophys. 1992 Jun;295(2):230-4;

Miles MV, Horn PS, Morrison JA, Tang PH, DeGrauw T, Pesce AJ. Plasma coenzyme Q10 reference intervals, but not redox status, are affected by gender and race in self-reported healthy adults. Clin Chim Acta. 2003 Jun;332(1-2):123-32.

Hosoe K, Kitano M, Kishida H, Kubo H, Fujii K, Kitahara M. Study on safety and bioavailability of ubiquinol (Kaneka QH) after single and 4-week multiple oral administration to healthy volunteers. Regul Toxicol Pharmacol. 2007 Feb;47(1):19-28 ("Hosoe 2007");

Ikematsu H, Nakamura K, Harashima S, Fujii K, Fukutomi N. Safety assessment of coenzyme Q10 (Kaneka Q10) in healthy subjects: a double-blind, randomized, placebo-controlled trial. Regul Toxicol Pharmacol. 2006 Apr;44(3):212-8.

Villalba JM, Parrado C, Santos-Gonzalez M, Alcain FJ. Therapeutic use of coenzyme Q10 and coenzyme Q10-related compounds and formulations. Expert Opin Investig Drugs. 2010 Apr;19(4):535-54.

Bergamini C, Moruzzi N, Sblendido A, Lenaz G, Fato R. A water soluble CoQ10 formulation improves intracellular distribution and promotes mitochondrial respiration in cultured cells. PLoS One. 2012;7(3):e33712; Chopra RK, Goldman R, Sinatra ST, Bhagavan HN.

Relative bioavailability of coenzyme Q10 formulations in human subjects. Int J Vitam Nutr Res. 1998;68(2):109-13.,

Spindler M, Beal MF, Henchcliffe C. Coenzyme Q10 effects in neurodegenerative disease. Neuropsychiatr Dis Treat. 2009;5:597-610 ("Spindler 2009");

Ferrante KL, Shefner J, Zhang H, Betensky R, O'Brien M, Yu H, Fantasia M, Taft J, Beal MF, Traynor B, Newhall K, Donofrio P, Caress J, Ashburn C, Freiberg B, O'Neill C, Paladenech C, Walker T, Pestronk A, Abrams B, Florence J, Renna R, Schierbecker J, Malkus B, Cudkowicz M. Tolerance of high-dose (3,000 mg/day) coenzyme Q10 in ALS. Neurology. 2005 Dec 13;65(11):1834-6;

Mezawa M, Takemoto M, Onishi S, Ishibashi R, Ishikawa T, Yamaga M, Fujimoto M, Okabe E, He P, Kobayashi K, Yokote K. The reduced form of coenzyme Q10 improves glycemic control in patients with type 2 diabetes: an open label pilot study. Biofactors. 2012 Nov-Dec;38(6):416-21.

Molyneux SL, Young JM, Florkowski CM, Lever M, George PM. Coenzyme Q10: is there a clinical role and a case for measurement? Clin Biochem Rev. 2008 May;29(2):71-82.

Capitolo 7: La melatonina e altri antiossidanti

Evans H. The pioneer history of vitamin E. Vitam Horm. 1963;20:379–387.

de Bruin JP, Dorland M, Spek ER, Posthuma G, van Haaften M, Looman CW, te Velde ER. Age-related changes in the ultrastructure of the resting follicle pool in human ovaries. Biol Reprod. 2004 Feb;70(2):419-24.

Tatone C, Carbone MC, Falone S, Aimola P, Giardinelli A, Caserta D, Marci R, Pandolfi A, Ragnelli AM, Amicarelli F. Age-dependent changes in the expression of superoxide dismutases and catalase are associated with ultrastructural modifications in human granulosa cells. Mol Hum Reprod. 2006 Nov;12(11):655-60.

Carbone MC, Tatone C, Delle Monache S, Marci R, Caserta D, Colonna R, Amicarelli F. Antioxidant enzymatic defences in human follicular fluid: characterization and age-dependent changes. Mol Hum Reprod. 2003 Nov;9(11):639-43.

Shigenaga MK, Hagen TM, Ames BN.Oxidative damage and mitochondrial decay in

aging. Proc Natl Acad Sci U S A. 1994 Nov 8;91(23):10771-8.

Agarwal A, Aponte-Mellado A, Premkumar BJ, Shaman A, Gupta S. The effects of oxidative stress on female reproduction: a review. Reprod Biol Endocrinol. 2012 Jun 29;10:49.

Bentov Y, Casper RF.The aging oocyte—can mitochondrial function be improved? Fertil Steril. 2013 Jan;99(1):18-22.

Polak G, Koziol-Montewka M, Gogacz M, Blaszkowska I, Kotarski J. Total antioxidant status of peritoneal fluid in infertile women. Eur J Obstet Gynecol Reprod Biol. 2001;94:261–263.

Wang Y, Sharma RK, Falcone T, Goldberg J, Agarwal A. Importance of reactive oxygen species in the peritoneal fluid of women with endometriosis or idiopathic infertility. Fertil Steril. 1997;68:826–830.

Paszkowski T, Traub AI, Robinson SY, McMaster D. Selenium dependent glutathione peroxidase activity in human follicular fluid. Clin Chim Acta. 1995;236(2):173–180. doi: 10.1016/0009-8981(95)98130-9.

Kumar K, Deka D, Singh A, Mitra DK, Vanitha BR, Dada R.Predictive value of DNA integrity analysis in idiopathic recurrent pregnancy loss following spontaneous conception. J Assist Reprod Genet. 2012 Sep;29(9):861-7.

Zhang X, Wu XQ, Lu S, Guo YL, Ma X.Deficit of mitochondria-derived ATP during oxidative stress impairs mouse MII oocyte spindles.Cell Res. 2006 Oct;16(10):841-50.

Augoulea A, Mastorakos G, Lambrinoudaki I, Christodoulakos G, Creatsas G. The role of the oxidative-stress in the endometriosis-related infertility. Gynecol Endocrinol. 2009;25:75–81.); Bedaiwy MA, Falcone T. Peritoneal fluid environment in endometriosis. clinicopathological implications. Minerva Ginecol. 2003;55:333–45.

Rajani S, Chattopadhyay R, Goswami SK, Ghosh S, Sharma S, Chakravarty B. Assessment of oocyte quality in polycystic ovarian syndrome and endometriosis by spindle imaging and reactive oxygen species levels in follicular fluid and its relationship with IVF-ET outcome. J Hum Reprod Sci. 2012 May;5(2):187-93.

Wang Y, Sharma RK, Falcone T, Goldberg J, Agarwal A. Importance of reactive oxygen species in the peritoneal fluid of women with endometriosis or idiopathic infertility. Fertil Steril. 1997;68:826–30.

Van Langendonckt A, Casanas-Roux F, Donnez J. Oxidative stress and peritoneal endometriosis. Fertil Steril. 2002;77:861–70.

Victor VM, Rocha M, Banuls C, Alvarez A, de Pablo C, Sanchez-Serrano M, Gomez M, Hernandez-Mijares A. Induction of oxidative stress and human leukocyte/endothelial cell interactions in polycystic ovary syndrome patients with insulin resistance. J Clin Endocrinol Metab. 2011;96:3115–3122. ("Victor 2011").

Gonzalez F, Rote NS, Minium J, Kirwan JP. Reactive oxygen species-induced oxidative stress in the development of insulin resistance and hyperandrogenism in polycystic ovary syndrome. J Clin Endocrinol Metab. 2006;91:336–340.

Palacio JR, Iborra A, Ulcova-Gallova Z, Badia R, Martinez P. The presence of antibodies to oxidative modified proteins in serum from polycystic ovary syndrome patients. Clin Exp Immunol. 2006;144:217–222.

Patel SM, Nestler JE. Fertility in polycystic ovary syndrome. Endocrinol Metab Clin North Am. 2006;35:137–55.

Wood JR, Dumesic DA, Abbott DH, Strauss JF., III Molecular abnormalities in oocytes from women with polycystic ovary syndrome revealed by microarray analysis. J Clin Endocrinol Metab. 2007;92:705–13.

Wiener-Megnazi Z, Vardi L, Lissak A, Shnizer S, Reznick AZ, Ishai D, Lahav-Baratz S, Shiloh H, Koifman M, Dirnfeld M. Oxidative stress indices in follicular fluid as measured by the thermochemiluminescence assay correlate with outcome parameters in in vitro fertilization. Fertil Steril. 2004;82(Suppl 3):1171–1176.

de Bruin 2004, Eichenlaub 2011, premkumar 2012, Carbone 2003, Tatone 2006,

Wang LY, Wang DH, Zou XY, Xu CM. Mitochondrial functions on oocytes and preimplantation embryos. J Zhejiang Univ Sci B. 2009 Jul;10(7):483-92.

Shaum KM, Polotsky AJ.Nutrition and reproduction: is there evidence to support a "Fertility Diet" to improve mitochondrial function? Maturitas. 2013 Apr;74(4):309-12.

Showell MG, Brown J, Clarke J, Hart RJ. Antioxidants for female subfertility. Cochrane Database Syst Rev. 2013 Aug 5;8:CD007807.

Ruder EH, Hartman TJ, Reindollar RH, Goldman MB. Female dietary antioxidant intake and time to pregnancy among couples treated for unexplained infertility. Fertil Steril. 2013 Dec 17

Aydin Y, Ozatik O, Hassa H, Ulusoy D, Ogut S, Sahin F.Relationship between oxidative stress and clinical pregnancy in assisted reproductive technology treatment cycles. J Assist Reprod Genet. 2013 Jun;30(6):765-72.

Chemineau P, Guillaume D, Migaud M, Thiéry JC, Pellicer-Rubio MT, Malpaux B. Seasonality of reproduction in mammals: intimate regulatory mechanisms and practical implications. Reprod Domest Anim. 2008 Jul;43 Suppl 2:40-7.

Brzezinski A, Seibel MM, Lynch HJ, Deng MH, Wurtman RJ. Melatonin in human preovulatory follicular fluid. J Clin Endocrinol Metab. 1987;64(4):865–867.

Ronnberg L, Kauppila A, Leppaluoto J, Martikainen H, Vakkuri O. Circadian and seasonal variation in human preovulatory follicular fluid melatonin concentration. J Clin Endocrinol Metab. 1990;71(2):492–496.

Nakamura Y, Tamura H, Takayama H, Kato H. Increased endogenous level of melatonin in preovulatory human follicles does not directly influence progesterone production. Fertil Steril. 2003 Oct;80(4):1012-6.

Tamura H, Takasaki A, Taketani T, Tanabe M, Kizuka F, Lee L, Tamura I, Maekawa R, Aasada H, Yamagata Y, Sugino N. The role of melatonin as an antioxidant in the follicle. J Ovarian Res. 2012 Jan 26;5:5.

Poeggeler B, Reiter RJ, Tan DX, Chen LD, Manchester LC. Melatonin, hydroxyl radical-mediated oxidative damage, and aging: a hypothesis. J Pineal Res. 1993;14(4):151–168.

Schindler AE, Christensen B, Henkel A, Oettel M, Moore C. High-dose pilot study with the novel progestogen dienogestin patients with endometriosis. Gynecol Endocrinol. 2006;22(1):9–17.

Reiter RJ, Tan DX, Manchester LC, Qi W. Biochemical reactivity of melatonin with reactive oxygen and nitrogen species: a review of the evidence. Cell Biochem Biophys. 2001;34(2):237–256.

Tan DX, Manchester LC, Reiter RJ, Plummer BF, Limson J, Weintraub ST, Qi W. Melatonin directly scavenges hydrogen peroxide: a potentially new metabolic pathway of melatonin biotransformation. Free Radic Biol Med. 2000;29(11):1177–1185.

Sack RL, Lewy AJ, Erb DL, Vollmer WM, Singer CM. Human melatonin production decreases with age. J Pineal Res. 1986;3(4):379-88.

Tamura H, Takasaki A, Miwa I, Taniguchi K, Maekawa R, Asada H, Taketani T, Matsuoka A, Yamagata Y, Shimamura K. et al. Oxidative stress impairs oocyte quality and melatonin protects oocytes from free radical damage and improves fertilization rate. J Pineal Res. 2008;44(3):280-287.

Jahnke G, Marr M, Myers C, Wilson R, Travlos G, Price C. Maternal and developmental toxicity evaluation of melatonin administered orally to pregnant Sprague-Dawley rats. Toxicol Sci. 1999;50(2):271-279.

Ishizuka B, Kuribayashi Y, Murai K, Amemiya A, Itoh MT. The effect of melatonin on in vitro fertilization and embryo development in mice. J Pineal Res. 2000;28(1):48-51.

Papis K, Poleszczuk O, Wenta-Muchalska E, Modlinski JA. Melatonin effect on bovine embryo development in vitro in relation to oxygen concentration. J Pineal Res. 2007;43(4):321-326.

Shi JM, Tian XZ, Zhou GB, Wang L, Gao C, Zhu SE, Zeng SM, Tian JH, Liu GS. Melatonin exists in porcine follicular fluid and improves in vitro maturation and parthenogenetic development of porcine oocytes. J Pineal Res. 2009;47(4):318-323.

Interview with Dr. Tamura, published on September 15, 2010, http://www.news-medical.net/news/20100915/Hormone-melatonin-improves-egg-quality-in-IVF.aspx

Rizzo P, Raffone E, Benedetto V.Effect of the treatment with myo-inositol plus folic acid plus melatonin in comparison with a treatment with myo-inositol plus folic acid on oocyte quality and pregnancy outcome in IVF cycles. A prospective, clinical trial.Eur Rev Med Pharmacol Sci. 2010 Jun;14(6):555-61.

Woo MM, Tai CJ, Kang SK, Nathwani PS, Pang SF, Leung PC.Direct action of melatonin in human granulosa-luteal cells.J Clin Endocrinol Metab. 2001 Oct;86(10):4789-97.

Obayashi K, Saeki K, Iwamoto J, Okamoto N, Tomioka K, Nezu S, Ikada Y, Kurumatani

N. Positive effect of daylight exposure on nocturnal urinary melatonin excretion in the elderly: a cross-sectional analysis of the HEIJO-KYO study. J Clin Endocrinol Metab. 2012 Nov;97(11):4166-73.

U.S. National Library of Medicine, National Institutes of Health, Medline Plus. Melatonin. 2011. Available at http://www.nlm.nih.gov/medlineplus/druginfo/natural/940.html

Natarajan 2010; Olson SE, Seidel GE., Jr Culture of in vitro-produced bovine embryos with vitamin E improves development in vitro and after transfer to recipients. Biol Reprod. 2000;62(2):248–252.

Tamura H, Takasaki A, Miwa I, Taniguchi K, Maekawa R, Asada H, Taketani T, Matsuoka A, Yamagata Y, Shimamura K, Morioka H, Ishikawa H, Reiter RJ, Sugino N. Oxidative stress impairs oocyte quality and melatonin protects oocytes from free radical damage and improves fertilization rate. J Pineal Res. 2008 Apr;44(3):280-7.

http://www.efsa.europa.eu/en/efsajournal/pub/640.htm

Mayo Clinic, 2012, Vitamin E Dosing. Available at http://www.mayoclinic.com/health/vitamin-e/NS_patient-vitamine/DSECTION=dosing

Colorado Center for Reproductive Medicine. Female Fertility Supplements. 2012.

http://www.colocrm.com/FertilitySupplements.aspx

Ruder EH, Hartman TJ, Reindollar RH, Goldman MB. Female dietary antioxidant intake and time to pregnancy among couples treated for unexplained infertility. Fertil Steril. 2013 Dec 17

Yeh J, Bowman MJ, Browne RW, Chen N. Reproductive aging results in a reconfigured ovarian antioxidant defense profile in rats. Fertil Steril. 2005 Oct;84 Suppl 2:1109-13; Ruder 2014.

Luck MR, Jeyaseelan I, Scholes RA. Ascorbic acid and fertility. Biol Reprod. 1995 Feb;52(2):262-6;

Zreik TG, Kodaman PH, Jones EE, Olive DL, Behrman H. Identification and characterization of an ascorbic acid transporter in human granulosa-lutein cells. Mol Hum Reprod. 1999 Apr;5(4):299-302.

Tarín J, Ten J, Vendrell FJ, de Oliveira MN, Cano A. Effects of maternal ageing and dietary antioxidant supplementation on ovulation, fertilisation and embryo development in vitro in the mouse. Reprod Nutr Dev. 1998 Sep-Oct;38(5):499-508;

Tarín JJ, Pérez-Albalá S, Cano A. Oral antioxidants counteract the negative effects of female aging on oocyte quantity and quality in the mouse. Mol Reprod Dev. 2002 Mar;61(3):385-97;

Ozkaya MO, Nazıroğlu M. Multivitamin and mineral supplementation modulates oxidative stress and antioxidant vitamin levels in serum and follicular fluid of women undergoing in vitro fertilization. Fertil Steril. 2010 Nov;94(6):2465-6

Colorado Center for Reproductive Medicine. Female Fertility Supplements. 2012.

http://www.colocrm.com/FertilitySupplements.aspx

Bentov Y, Esfandiari N, Burstein E, Casper RF. The use of mitochondrial nutrients to improve the outcome of infertility treatment in older patients. Fertil Steril. 2010 Jan;93(1):272-5

Goraca A, Huk-Kolega H, Piechota A, Kleniewska P, Ciejka E, et al. (2011) Lipoic acid - biological activity and therapeutic potential. Pharmacol Rep 63: 849–858.

Packer L, Witt EH, Tritschler HJ: -Lipoic acid as a biological antioxidant. Free Radic Biol Med, 1995, 19, 227–250.

Arivazhagan P, Ramanathan K, Panneerselvam C: Effect of DL—lipoic acid on mitochondrial enzymes in aged rats. Chem Biol Interact, 2001, 138, 189–198.

Mc Carthy MF, Barroso-Aranda J, Contreras F: The "rejuvenatory" impact of lipoic acid on mitochondrial function in aging rats may reflect induction and activation of PPAR-coactivator-1. Med Hypotheses, 2009, 72, 29-33

Zembron-Lacny A, Slowinska-Lisowska M, Szygula Z, Witkowski K, Szyszka K. The comparison of antioxidant and hematological properties of N-acetylcysteine and alpha-lipoic acid in physically active males. Physiol Res Academ Sci Bohemoslov. 2009;58(6):855-861; Sun 2012. Zhang 2013

Talebi A, Zavareh S, Kashani MH, Lashgarbluki T, Karimi I.The effect of alpha lipoic acid on the developmental competence of mouse isolated preantral follicles. J Assist Reprod Genet. 2012 Feb;29(2):175-83.

Zhang H, Wu B, Liu H, Qiu M, Liu J, Zhang Y, Quan F. Improving development of cloned goat embryos by supplementing α-lipoic acid to oocyte in vitro maturation medium. Theriogenology. 2013 Aug;80(3):228-33.

Bentov Y, Yavorska T, Esfandiari N, Jurisicova A, Casper RF.The contribution of mitochondrial function to reproductive aging.J Assist Reprod Genet. 2011 Sep;28(9):773-83.

Masharani U, Gjerde C, Evans JL, Youngren JF, Goldfine ID. Effects of controlled-release alpha lipoic acid in lean, nondiabetic patients with polycystic ovary syndrome. J Diabetes Sci Technol. 2010 Mar 1;4(2):359-64.

Ghibu S, Richard C, Vergely C, Zeller M, Cottin Y, Rochette L: Antioxidant properties of an endogenous thiol: Alpha-lipoic acid, useful in the prevention of car- diovascular diseases. J Cardiovasc Pharmacol, 2009, 54, 391-398.

Shay KP, Moreau RF, Smith EJ, Smith AR, Hagen TM: Alpha-lipoic acid as a dietary supplement: Molecular mechanisms and therapeutic potential. Biochim Biophys Acta, 2009, 1790, 1149-1160.

Ziegler D, Hanefeld M, Ruhnau KJ, Hasche H, Lobisch M, Schutte K, Kerun G et al.: Treatment of symptomatic diabetic polyneuropathy with the antioxidant -lipoic acid: a 7-month multicenter randomized controled trial (ALADIN III study). Diabetes Care, 1999, 22, 1296–1301.

Ghibu S, Richard C, Vergely C, Zeller M, Cottin Y, Rochette L: Antioxidant properties of an endogenous thiol: Alpha-lipoic acid, useful in the prevention of cardiovascular diseases. J Cardiovasc Pharmacol, 2009, 54, 391–398.

Shay KP, Moreau RF, Smith EJ, Smith AR, Hagen TM: Alpha-lipoic acid as a dietary supplement: Molecular mechanisms and therapeutic potential. Biochim Biophys Acta, 2009, 1790, 1149–1160.

Ziegler D, Nowak H, Kempler P, Vargha P & Low PA. Treatment of symptomatic diabetic polyneuropathy with the antioxidant α-lipoic acid: a meta-analysis. Diabetic Medicine 2004 21 114–121.

Segermann J, Hotze A, Ulrich H, et al. Effect of alpha-lipoic acid on the peripheral conversion of thyroxine to triiodothyronine and on serum lipid-, protein- and glucose levels. Arzneimittelforschung. 1991;41:1294-1298.

Porasuphatana S, Suddee S, Nartnampong A, et al. Gylcemic and oxidative status of patients with type 2 diabetes mellitus following oral administration of alpha-lipoic acid: a randomized double-blinded placebo-controlled study. Asia Pac J Clin Nutr 2012;21(1):12–21.

Golbidi S, Badran M, Laher I. Diabetes and alpha lipoic Acid. Front Pharmacol. 2011;2:69.

Manning PJ, Sutherland WH, Williams SM, Walker RJ, Berry EA, De Jong SA, Ryalls AR. The effect of lipoic acid and vitamin E therapies in individuals with the metabolic syndrome. Nutr Metab Cardiovasc Dis. 2013 Jun;23(6):543-9.

Wray DW, Nishiyama SK, Harris RA, Zhao J, McDaniel J, Fjeldstad AS, Witman MA, Ives SJ, Barrett-O'Keefe Z, Richardson RS. Acute reversal of endothelial dysfunction in the elderly after antioxidant consumption. Hypertension. 2012 Apr;59(4):818-24.

Ramos LF, Kane J, McMonagle E, Le P, Wu P, Shintani A, Ikizler TA, Himmelfarb J. Effects of combination tocopherols and alpha lipoic acid therapy on oxidative stress and inflammatory biomarkers in chronic kidney disease. J Ren Nutr. 2011 May;21(3):211-8.

Goraca A, Huk-Kolega H, Piechota A, Kleniewska P, Ciejka E, et al. (2011) Lipoic acid - biological activity and therapeutic potential. Pharmacol Rep 63: 849–858.

Hermann R, Niebch G, Borbe H.O, Fieger-Büschges H, Ruus P, Nowak H, Riethmüller-Winzen H et al.: Enanti- oselective pharmacokinetics and bioavailability of different racemic alpha-lipoic acid formulations in healthy volunteers. Eur J Clin Pharmacol Sci, 1996, 4, 167–174.)

Gleiter CH, Schug BS, Hermann R, Elze M, Blume HH, Gundert-Remy U: Influence of food intake on the bioa- vailability of thioctic acid enantiomers (letter). Eur J Clin Pharmacol, 1996, 50, 513–514

Atkuri KR, Mantovani JJ, Herzenberg LA, Herzenberg LA.N-Acetylcysteine—a safe antidote for cysteine/glutathione deficiency. Curr Opin Pharmacol. 2007 Aug;7(4):355-9.

Dodd S, Dean O, Copolov DL, Malhi GS, Berk M.N-acetylcysteine for antioxidant therapy: pharmacology and clinical utility. Expert Opin Biol Ther. 2008 Dec;8(12):1955-62.

Nasr A. Effect of N-acetyl-cysteine after ovarian drilling in clomiphene citrate-resistant PCOS women: a pilot study.Reprod Biomed Online. 2010 Mar;20(3):403-9.

Salehpour S, Sene AA, Saharkhiz N, Sohrabi MR, Moghimian F.N-Acetylcysteine as an adjuvant to clomiphene citrate for successful induction of ovulation in infertile patients with polycystic ovary syndrome.J Obstet Gynaecol Res. 2012 Sep;38(9):1182-6.

Kilic-Okman T, Kucuk M. N-acetyl-cysteine treatment for polycystic ovary syndrome. Int J Gynaecol Obstet 2004; 85: 296–297.

Liu J, Liu M, Ye X, Liu K, Huang J, Wang L, Ji G, Liu N, Tang X, Baltz JM, Keefe DL, Liu L.Delay in oocyte aging in mice by the antioxidant N-acetyl-L-cysteine (NAC).Hum Reprod. 2012 May;27(5):1411-20.

Liu L, Trimarchi JR, Smith PJ, Keefe DL. Mitochondrial dysfunction leads to telomere attrition and genomic instability. Aging Cell 2002; 1:40–46.

Liu L, Trimarchi JR, Navarro P, Blasco MA, Keefe DL. Oxidative stress contributes to arsenic-induced telomere attrition, chromosome instability, and apoptosis. J Biol Chem 2003;278:31998–32004.

Navarro PA, Liu L, Ferriani RA, Keefe DL. Arsenite induces aberrations in meiosis that can be prevented by coadministration of N-acetylcysteine in mice. Fertil Steril 2006;85 Suppl 1:1187 -1194

Huang J, Okuka M, McLean M, Keefe DL, Liu L. Telomere susceptibility to cigarette smoke-induced oxidative damage and chromosomal instability of mouse embryos in vitro. Free Radic Biol Med 2010;48:1663–1676.

Whitaker BD, Casey SJ, Taupier R. The effects of N-acetyl-L-cysteine supplementation on in vitro porcine oocyte maturation and subsequent fertilisation and embryonic development. Reprod Fertil Dev. 2012;24(8):1048-54.

Amin AF, Shaaban OM, Bediawy MA.N-acetyl cysteine for treatment of recurrent unexplained pregnancy loss. Reprod Biomed Online. 2008 Nov;17(5):722-6.

Lynch RM, Robertson R. Anaphylactoid reactions to intravenous N-acetylcysteine: a prospective case controlled study.Accid Emerg Nurs. 2004 Jan;12(1):10-5.

Appelboam AV, Dargan PI, Knighton J. Fatal anaphylactoid reaction to N-acetylcysteine: caution in patients with asthma.Emerg Med J. 2002 Nov;19(6):594-5.

Lim J, Luderer U. Oxidative damage increases and antioxidant gene expression decreases with aging in the mouse ovary. Biol Reprod. 2011 Apr;84(4):775-82;

Capitolo 8: Riprendere l'ovulazione con il mio-inositolo

Mitchell Bebel Stargrove, Jonathan Treasure, Dwight L. McKee. Herb, Nutrient, and Drug Interactions: Clinical Implications and Therapeutic Strategies, Health Sciences, 2008, p. 765.

Chiu TT, Rogers MS, Law EL, Briton-Jones CM, Cheung LP, Haines CJ.Follicular fluid and serum concentrations of myo-inositol in patients undergoing IVF: relationship with oocyte quality.Hum Reprod. 2002 Jun;17(6):1591-6. ("Chiu 2002").

Downes, C.P. (1989) The cellular function of myo-inositol. Biochem. Soc. Trans., 17, 259-268;

Downes, C.P. and Macphee, C.H. (1990) Review: myo-inositol metabolites as cellular signals. Eur. J. Biochem., 193, 1-18.

Papaleo E, Unfer V, Baillargeon JP, Fusi F, Occhi F, De Santis L.Myo-inositol may improve oocyte quality in intracytoplasmic sperm injection cycles. A prospective, controlled, randomized trial. Fertil Steril. 2009 May;91(5):1750-4; ("Papaleo 2009").

Genazzani AD, Lanzoni C, Ricchieri F, Jasonni VM. Myo-inositol administration positively affects hyperinsulinemia and hormonal parameters in overweight patients with polycystic ovary syndrome. Gynecol Endocrinol. 2008 Mar;24(3):139-44. ("Genazzani 2008").

Baptiste CG, Battista MC, Trottier A, Baillargeon JP. Insulin and hyperandrogenism in women with polycystic ovary syndrome. J Steroid Biochem Mol Biol. 2010 Oct;122(1-3):42-52.

Filicori M, Flamigni C, Campaniello E, Meriggiola MC, Michelacci L, Valdiserri A, Ferrari P. Polycystic ovary syndrome: abnormalities and management with pulsatile gonadotropin-releasing hormone and gonadotropin-releasing hormone analogs. Am J Obstet Gynecol. 1990 Nov;163(5 Pt 2):1737-42.

Hasegawa I, Murakawa H, Suzuki M, Yamamoto Y, Kurabayashi T, Tanaka K. Effect of troglitazone on endocrine and ovulatory performance in women with insulin resistance-related polycystic ovary syndrome. Fertil Steril. 1999 Feb;71(2):323-7.

Ng EH, Wat NM, Ho PC. Effects of metformin on ovulation rate, hormonal and metabolic profiles in women with clomiphene-resistant polycystic ovaries: a randomized, double-blinded placebo-controlled trial. Hum Reprod. 2001 Aug;16(8):1625-31.

Lord JM, Flight IH, Norman RJ. Metformin in polycystic ovary syndrome: systematic review and meta-analysis. BMJ. 2003 Oct 25;327(7421):951-3.

Fleming R, Hopkinson ZE, Wallace AM, Greer IA, Sattar N. Ovarian function and metabolic factors in women with oligomenorrhea treated with metformin in a randomized double blind placebo-controlled trial. J Clin Endocrinol Metab 2002;87: 569-74.

Papaleo E, Unfer V, Baillargeon JP, De Santis L, Fusi F, Brigante C, Marelli G, Cino I, Redaelli A, Ferrari A. Myo-inositol in patients with polycystic ovary syndrome: a novel method for ovulation induction. Gynecol Endocrinol. 2007 Dec;23(12):700-3.

Costantino D, Minozzi G, Minozzi E, Guaraldi C.Metabolic and hormonal effects of myo-inositol in women with polycystic ovary syndrome: a double-blind trial.Eur

Rev Med Pharmacol Sci. 2009 Mar-Apr;13(2):105-10.

Ciotta L, Stracquadanio M, Pagano I, Carbonaro A, Palumbo M, Gulino F.Effects of myo-inositol supplementation on oocyte's quality in PCOS patients: a double blind trial. Eur Rev Med Pharmacol Sci. 2011 May;15(5):509-14.

Unfer V, Carlomagno G, Rizzo P, Raffone E, Roseff S. Myo-inositol rather than D-chiro-inositol is able to improve oocyte quality in intracytoplasmic sperm injection cycles. A prospective, controlled, randomized trial. Eur Rev Med Pharmacol Sci. 2011 Apr;15(4):452-7.

Lisi F, Carfagna P, Oliva MM, Rago R, Lisi R, Poverini R, Manna C, Vaquero E, Caserta D, Raparelli V, Marci R, Moscarini M.Pretreatment with myo-inositol in non polycystic ovary syndrome patients undergoing multiple follicular stimulation for IVF: a pilot study. Reprod Biol Endocrinol. 2012 Jul 23;10:52.

Craig LB, Ke RW, Kutteh WH.Increased prevalence of insulin resistance in women with a history of recurrent pregnancy loss. Fertil Steril. 2002 Sep;78(3):487-90.

Hong Y, Xie QX, Chen CY, Yang C, Li YZ, Chen DM, Xie MQ.Insulin resistance in first-trimester pregnant women with pre-pregnant glucose tolerance and history of recurrent spontaneous abortion.J Biol Regul Homeost Agents. 2013 Jan-Mar;27(1):225-31.

Carlomagno G, Unfer V.Inositol safety: clinical evidences. Eur Rev Med Pharmacol Sci. 2011 Aug;15(8):931-6.

Isabella R, Raffone E. Does ovary need D-chiro-inositol? J Ovarian Res. 2012 May 15;5(1):14.

Galletta M, Grasso S, Vaiarelli A, Roseff SJ. Bye-bye chiro-inositol - myo-inositol: true progress in the treatment of polycystic ovary syndrome and ovulation induction. Eur Rev Med Pharmacol Sci. 2011 Oct;15(10):1212-4.

Carlomagno G, Unfer V, Roseff S.The D-chiro-inositol paradox in the ovary.Fertil Steril. 2011 Jun 30;95(8):2515-6.

Capitolo 9: DHEA per le riserve ovariche scarse

Fouany MR, Sharara FI. Is there a role for DHEA supplementation in women with diminished ovarian reserve? J Assist Reprod Genet. 2013 Sep;30(9):1239-44.

http://www.centerforhumanreprod.com/dhea.html

Wiser A, Gonen O, Ghetler Y, Shavit T, Berkovitz A, Shulman A. Addition of dehydroepiandrosterone (DHEA) for poor-responder patients before and during IVF treatment improves the pregnancy rate: a randomized prospective study. Hum Reprod. 2010 Oct;25(10):2496-500.

Harper AJ, Buster JE, Casson PR. Changes in adrenocortical function with aging and therapeutic implications. Semin Reprod Endocrinol. 1999;17(4):327-38.

Arlt W. Dehydroepiandrosterone and aging. Best Pract Res Clin Endocrinol 2004;18:363.

Casson PR, Lindsay MS, Pisarska MD, Carson SA, Buster JE. Dehydroepiandrosterone supplementation augments ovarian stimulation in poor responders: a case series. Hum Reprod 2000;15:2129-2132.

Barad DH, et al, Update on the use of dehydroepiandrosterone supplementation among women with diminished ovarian reserve. J Assist Reprod Genet 2007;24(12):629-34.

http://www.centerforhumanreprod.com/dhea.html, interview with CBS News. http://www.centerforhumanreprod.com/dhea.html, interview with CBS News.

Gleicher N, Barad DH. Dehydroepiandrosterone (DHEA) supplementation in diminished ovarian reserve (DOR). Reprod Biol Endocrinol. 2011 May 17;9:67 ("Gleicher 2011").

Ulug U, Ben-Shlomo I, Turan E, Erden HF, Akman MA, Bahceci M. Conception rates following assisted reproduction in poor responder patients: a retrospective study in 300 consecutive cycles. Reprod Biomed Online 2003;6:439-443;

Frattarelli JL, Hill MJ, McWilliams GD, Miller KA, Bergh PA, Scott RT Jr.. A luteal estradiol protocol for expected poor-responders improves embryo number and quality. Fertil Steril 2008;89:1118-1122;

Schmidt DW, Bremner T, Orris JJ, Maier DB, Benadiva CA, Nulsen JC. A randomized prospective study of microdose leuprolide versus ganirelix in in vitro fertilization cycles for poor responders. Fertil Steril 2005;83:1568-1571.

Barad DH and Gleicher N, Effects of dehydroepiandrosterone on oocyte and embryo yields, embryo grade and cell number in IVF. Hum Reprod 2006;21(11):2845-9.

Barad DH, et al, Update on the use of dehydroepiandrosterone supplementation among women with diminished ovarian reserve. J Assist Reprod Genet 2007;24(12):629-34.

Mamas L, Mamas E. Dehydroepiandrosterone supplementation in assisted reproduction: rationale and results. Curr Opin Obstet Gynecol. 2009 Aug;21(4):306-8;

Hyman JH, Margalioth EJ, Rabinowitz R, Tsafrir A, Gal M, Alerhand S, Algur N, Eldar-Geva T. DHEA supplementation may improve IVF outcome in poor responders: a proposed mechanism. Eur J Obstet Gynecol Reprod Biol. 2013 May;168(1):49-53 ("Hyman 2013").

Sönmezer M, Ozmen B, Cil AP, Ozkavukçu S, Taşçi T, Olmuş H, Atabekoğlu CS. Dehydroepiandrosterone supplementation improves ovarian response and cycle outcome in poor responders. Reprod Biomed Online. 2009 Oct;19(4):508-13.

Yeung TW, Li RH, Lee VC, Ho PC, Ng EH. A randomized double-blinded placebo-controlled trial on the effect of dehydroepiandrosterone for 16 weeks on ovarian response markers in women with primary ovarian insufficiency. J Clin Endocrinol Metab. 2013 Jan;98(1):380-8.

Bedaiwy MA, Ryan E, Shaaban O, Claessens EA, Blanco-Mejia S, Casper RF: Follicular conditioning with dehydroepiandrosterone co-treatment improves IUI outcome in clomiphene citrate patients. 55th Annual Meeting of the Canadian Fertility and Andrology Society, Montreal, Canada, November 18-21, 2009.

Fusi FM, Ferrario M, Bosisio C, Arnoldi M, Zanga L. DHEA supplementation positively affects spontaneous pregnancies in women with diminished ovarian function. Gynecol Endocrinol. 2013 Oct;29(10):940-3

Gleicher N, et al, Miscarriage rates after dehydroepiandrosterone (DHEA) supplementation in women with diminished ovarian reserve: a case control study. Reprod Biol Endocrinol 2009;7(7):108

Levi AJ, Raynault MF, Bergh PA, Drews MR, Miller BT, Scott RT Jr: Reproductive outcome in patients with diminished ovarian reserve. Fertil Steril 2001, 76:666-669.

Gleicher N, et al, Dehydroepiandrosterone (DHEA) reduces embryo aneuploidy: direct evidence from preimplantation genetic screening (PGS). Reprod Biol Endocrinol 2010;10(8):140 Casson PR, Lindsay MS, Pisarska MD, Carson SA, Buster JE. Dehydroepiandrosterone supplementation augments ovarian stimulation in poor responders: a case series. Hum Reprod 2002; 15:2129–2132.

Sen A, Hammes SR: Granulosa cell-specific androgen receptors are critical regulators of development and function. Mol Endocrinol 2010, 24:1393-1403.

Bentov Y, Casper RF. The aging oocyte—can mitochondrial function be improved? Fertil Steril. 2013 Jan;99(1):18-22.

Yakin K, Urman B. DHEA as a miracle drug in the treatment of poor responders; hype or hope? Hum Reprod. 2011 Aug;26(8):1941-4

Urman B, Yakin K. DHEA for poor responders: can treatment be justified in the absence of evidence? Reprod Biomed Online. 2012 Aug;25(2):103-7.

Gleicher N, Barad DH. Misplaced obsession with prospectively randomized studies. Reprod Biomed Online. 2010 Oct;21(4):440-3.

Li L, Ferin M, Sauer MV, Lobo RA. Dehydroepiandrosterone in follicular fluid is produced locally, and levels correlate negatively with in vitro fertilization outcomes. Fertil Steril. 2011 Apr;95(5):1830-2.

Yilmaz N, Uygur D, Inal H, Gorkem U, Cicek N, Mollamahmutoglu L. Dehydroepiandrosterone supplementation improves predictive markers for diminished ovarian reserve: serum AMH, inhibin B and antral follicle count. Eur J Obstet Gynecol Reprod Biol. 2013 Jul;169(2):257-60;

Panjari M, Bell RJ, Jane F, Adams J, Morrow C, Davis SR: The safety of 52 weeks of oral DHEA therapy for postmenopausal women. Maturitas 2009, 63:240-245.

Capitolo 10: Integratori che possono fare più male che bene

Blank S, Bantleon FI, McIntyre M, Ollert M, Spillner E. The major royal jelly proteins 8 and 9 (Api m 11) are glycosylated components of Apis mellifera venom with allergenic potential beyond carbohydrate-based reactivity. Clin Exp Allergy. 2012 Jun;42(6):976-85.

Morita H, Ikeda T, Kajita K, Fujioka K, Mori I, Okada H, Uno Y, Ishizuka T. Effect of royal jelly ingestion for six months on healthy volunteers. Nutr J. 2012 Sep 21;11:77.

Battaglia C, Salvatori M, Maxia N, Petraglia F, Facchinetti F, Volpe A. Adjuvant L-arginine treatment for in-vitro fertilization in poor responder patients. Hum Reprod. 1999 Jul;14(7):1690-7.

Keay, S.D., Liversedge, N.H., Mathur, R.S. and Jenkins, J.M. Assisted conception following poor ovarian response to gonadotrophin stimulation. Br. J. Obstet. Gynecol. 1997,104, 521–527;

Tanbo T, Abyholm T, Bjøro T, Dale PO. Ovarian stimulation in previous failures from in-vitro fertilization: distinction of two groups of poor responders. Hum Reprod. 1990 Oct;5(7):811-5.

Battaglia 1999.

Battaglia C, Regnani G, Marsella T, Facchinetti F, Volpe A, Venturoli S, Flamigni C. Adjuvant L-arginine treatment in controlled ovarian hyperstimulation: a double-blind, randomized study.Hum Reprod. 2002 Mar;17(3):659-65.

Capitolo 11: La dieta per la qualità degli ovuli

Hjollund NHI, Jensen TK, Bonde JPE, Henriksen NE, Andersson AM, Skakkebaek NE. Is glycosilated haemoglobin a marker of fertility? A follow-up study of first-pregnancy planners. Hum Reprod. 1999;14:1478–1482

Chavarro JE, Rich-Edwards JW, Rosner BA, Willett WC. A prospective study of dietary carbohydrate quantity and quality in relation to risk of ovulatory infertility. Eur J Clin Nutr. 2009 Jan;63(1):78-86

Dumesic DA, Abbott DH. Implications of polycystic ovary syndrome on oocyte development. Semin Reprod Med. 2008 Jan;26(1):53-61.

Heijnen EMEW, Eijkemans MJC, Hughes EG, et al. A meta-analysis of outcomes of conventional IVF in women with polycstic ovary syndrome. Human Reprod Update. 2006;12:13–21.

Sengoku K, Tamate K, Takuma N, et al. The chromosomal normality of unfertilized oocytes from patients with polycystic ovarian syndrome. Hum Reprod. 1997;12:474–477.

Ludwig M, Finas DF, Al-Hasani S, et al. Oocyte quality and treatment outcome in intracytoplasmic sperm injection cycles of polycystic ovarian syndrome patients. Hum Reprod. 1999;14:354–358.

Dunaif A, Drug insight: insulin-sensitizing drugs in the treatment of polycystic ovary syndrome—a reappraisal. Nat Clin Pract Endocrinol Metab. 2008; 4:272–283

Palomba S, Falbo A, Zullo F, Orio F Jr. Evidence-based and potential benefits of metformin in the polycystic ovary syndrome: a comprehensive review. Endocr Rev. 2009; 30:1–50

Practice Committee of American Society for Reproductive Medicine. Use of insulin-sensitizing agents in the treatment of polycystic ovary syndrome. Fertil Steril. 2008; 90:S69–S73

Nestler JE, Metformin for the treatment of the polycystic ovary syndrome. N Engl J Med. 2008; 358:47–54

Ohgi S, Nakagawa K, Kojima R, Ito M, Horikawa T, Saito H. Insulin resistance in oligomenorrheic infertile women with non-polycystic ovary syndrome. Fertil Steril. 2008 Aug;90(2):373-7.

Diamanti-Kandarakis E, Dunaif A. Insulin resistance and the polycystic ovary syndrome revisited: an update on mechanisms and implications. Endocr Rev. 2012 Dec;33(6):981-1030

Dumesic DA, Abbott DH. Implications of polycystic ovary syndrome on oocyte development. Semin Reprod Med. 2008 Jan;26(1):53-61.

Azziz R, Ehrmann D, Legro RS, Whitcomb RW, Hanley R, Fereshetian AG, et al. Troglitazone improves ovulation and hirsutism in the polycystic ovary syndrome: A multicenter, double blind, placebo-controlled trial. J Clin Endocrinol Metab. 2001;86:1626–1632 ("Azziz 2001");

Brettenthaler N, De Geyter C, Huber PR, Keller U. Effect of the insulin sensitizer pioglitazone on insulin resistance, hyperandrogenism, and ovulatory dysfunction in women with polycystic ovary syndrome. J Clin Endocrinol Metab. 2004;89:3835–3840

Craig LB, Ke RW, Kutteh WH. Increased prevalence of insulin resistance in women with a history of recurrent pregnancy loss. Fertil Steril. 2002 Sep;78(3):487-90.

Chakraborty P, Goswami SK, Rajani S, Sharma S, Kabir SN, Chakravarty B, Jana K. Recurrent pregnancy loss in polycystic ovary syndrome: role of hyperhomocysteinemia and insulin resistance. PLoS One. 2013 May 21;8(5):e64446;

Tian L, Shen H, Lu Q, Norman RJ, Wang J. Insulin resistance increases the risk of spontaneous abortion after assisted reproduction technology treatment. J Clin Endocrinol Metab. 2007 Apr;92(4):1430-3.

Chavarro JE, Rich-Edwards JW, Rosner BA, Willett WC. Dietary fatty acid intakes and the risk of ovulatory infertility. Am J Clin Nutr. 2007;85:231–237

Saravanan N, Haseeb A, Ehtesham NZ, Ghafoorunissa. Differential effects of dietary saturated and trans-fatty acids on expression of genes associated with insulin sensitivity in rat adipose tissue. Eur J Endocrinol 2005;153:159–65.

Glueck CJ, Moreira A, Goldenberg N, Sieve L, Wang P. Pioglitazone and metformin in obese women with polycystic ovary syndrome not optimally responsive to metformin. Hum Reprod 2003;18:1618–25

Ghazeeri G, Kutteh WH, Bryer-Ash M, Haas DA, Ke RW. Effect of rosiglitazone on spontaneous and clomiphene citrate-induced ovulation in women with polycystic ovary syndrome. Fertil Steril 2003;79:562–6.

Cataldo NA, Abbasi F, McLaughlin TL, et al. Metabolic and ovarian effects of rosiglitazone treatment for 12 weeks in insulin-resistant women with polycystic ovary syndrome. Hum Reprod 2006;21:109–20.

Vujkovic M, de Vries JH, Lindemans J, Macklon NS, van der Spek PJ, Steegers EA,

Steegers-Theunissen RP. The preconception Mediterranean dietary pattern in couples undergoing in vitro fertilization/intracytoplasmic sperm injection treatment increases the chance of pregnancy.Fertil Steril. 2010 Nov;94(6):2096-101.

Ebisch IM, Peters WH, Thomas CM, Wetzels AM, Peer PG, Steegers-Theunissen RP. Homocysteine, glutathione and related thiols affect fertility parameters in the (sub)fertile couple.Hum Reprod. 2006 Jul;21(7):1725-33.

Chakrabarty P, Goswami SK, Rajani S, Sharma S, Kabir SN, Chakravarty B, Jana K. Recurrent pregnancy loss in polycystic ovary syndrome: role of hyperhomocysteinemia and insulin resistance. PLoS One. 2013 May 21;8(5):e64446;

Wouters MG, Boers GH, Blom HJ, Trijbels FJ, Thomas CM, Borm GF, Steegers-Theunissen RP, Eskes TK. Hyperhomocysteinemia: a risk factor in women with unexplained recurrent early pregnancy loss. Fertil Steril. 1993 Nov;60(5):820-5.

Ronnenberg AG, Venners SA, Xu X, Chen C, Wang L, Guang W, Huang A, Wang X. Preconception B-vitamin and homocysteine status, conception, and early pregnancy loss.Am J Epidemiol. 2007 Aug 1;166(3):304-12.

Pawlak R, Parrott SJ, Raj S, Cullum-Dugan D, Lucus D. How prevalent is vitamin B(12) deficiency among vegetarians?Nutr Rev. 2013 Feb;71(2):110-7.

Twigt JM, Bolhuis ME, Steegers EA, Hammiche F, van Inzen WG, Laven JS, Steegers-Theunissen RP.The preconception diet is associated with the chance of ongoing pregnancy in women undergoing IVF/ICSI treatment. Hum Reprod. 2012 Aug;27(8):2526-31.

Hammiche F, Vujkovic M, Wijburg W, de Vries JH, Macklon NS, Laven JS, Steegers-Theunissen RP. Increased preconception omega-3 polyunsaturated fatty acid intake improves embryo morphology. Fertil Steril. 2011 Apr;95(5):1820-3.

http://www.fda.gov/food/resourcesforyou/consumers/ucm110591.htm

Eggert J, Theobald H, Engfeldt P. Effects of alcohol consumption on female fertility during an 18-year period. Fertil Steril. 2004 Feb;81(2):379-83.

Juhl M, Nyboe Andersen AM, Grønbaek M, Olsen J. Moderate alcohol consumption and waiting time to pregnancy. Hum Reprod. 2001 Dec;16(12):2705-9;

Jensen TK, Hjollund NH, Henriksen TB, Scheike T, Kolstad H, Giwercman A, Ernst E, Bonde JP, Skakkebaek NE, Olsen J. Does moderate alcohol consumption affect fertility? Follow up study among couples planning first pregnancy. BMJ. 1998 Aug 22;317(7157):505-10 ("Jensen 1998a");

Jensen TK, Henriksen TB, Hjollund NH, Scheike T, Kolstad H, Giwercman A, Ernst E, Bonde JP, Skakkebaek NE, Olsen J. Caffeine intake and fecundability: a follow-up study among 430 Danish couples planning their first pregnancy. Reprod Toxicol. 1998 May-Jun;12(3):289-95 ("Jensen 1998b").

Tolstrup JS, Kjaer SK, Holst C, Sharif H, Munk C, Osler M, Schmidt L, Andersen AM, Grønbaek M. Alcohol use as predictor for infertility in a representative population of Danish women. Acta Obstet Gynecol Scand. 2003 Aug;82(8):744-9.

Grodstein F, Goldman MB, Cramer DW. Infertility in women and moderate alcohol use. Am J Public Health. 1994 Sep;84(9):1429-32;

Chavarro JE, Rich-Edwards JW, Rosner BA, Willett WC. Caffeinated and alcoholic beverage intake in relation to ovulatory disorder infertility. Epidemiology. 2009 May;20(3):374-81.

Klonoff-Cohen H, Lam-Kruglick P, Gonzalez C. Effects of maternal and paternal alcohol consumption on the success rates of in vitro fertilization and gamete intrafallopian transfer. Fertil Steril. 2003 Feb;79(2):330-9.

Rossi BV, Berry KF, Hornstein MD, Cramer DW, Ehrlich S, Missmer SA. Effect of alcohol consumption on in vitro fertilization. Obstet Gynecol. 2011 Jan;117(1):136-42.

Hassan MA, Killick SR. Negative lifestyle is associated with a significant reduction in fecundity. Fertil Steril. 2004 Feb;81(2):384-92.

Huang H, Hansen KR, Factor-Litvak P, Carson SA, Guzick DS, Santoro N, Diamond MP, Eisenberg E, Zhang H; National Institute of Child Health and Human Development Cooperative

Reproductive Medicine Network. Predictors of pregnancy and live birth after insemination in couples with unexplained or male-factor infertility. Fertil Steril. 2012 Apr;97(4):959-67.

Al-Saleh I, El-Doush I, Grisellhi B, Coskun S. The effect of caffeine consumption on the success rate of pregnancy as well various performance parameters of in-vitro fertilization treatment. Med Sci Monit. 2010 Dec;16(12):CR598-605.

Capitolo 12: L'altra metà dell'equazione: la qualità dello sperma

Esteves SC, Agarwal A. Novel concepts in male infertility. Int Braz J Urol. 2011 Jan-Feb;37(1):5-15.

Kumar K, Deka D, Singh A, Mitra DK, Vanitha BR, Dada R. Predictive value of DNA integrity analysis in idiopathic recurrent pregnancy loss following spontaneous conception. J Assist Reprod Genet. 2012 Sep;29(9):861-7.

Siddighi S, Chan CA, Patton WC, Jacobson JD, Chan PJ: Male age and sperm necrosis in assisted reproductive technologies. Urol Int. 2007; 9: 231-4 ("Siddighi 2007").

Singh NP, Muller CH, Berger RE. Effects of age on DNA double-strand breaks and apoptosis in human sperm. Fertil Steril. 2003 Dec;80(6):1420-30;

Wyrobek AJ, Eskenazi B, Young S, Arnheim N, Tiemann-Boege I, Jabs EW, Glaser RL, Pearson FS, Evenson D. Advancing age has differential effects on DNA damage, chromatin integrity, gene mutations, and aneuploidies in sperm. Proc Natl Acad Sci U S A. 2006 Jun 20;103(25):9601-6;

Schmid TE, Eskenazi B, Baumgartner A, Marchetti F, Young S, Weldon R, Anderson D, Wyrobek AJ. The effects of male age on sperm DNA damage in healthy non-smokers. Hum Reprod. 2007 Jan;22(1):180-7.

Moskovtsev SI, Willis J, Mullen JB: Age-related decline in sperm deoxyribonucleic acid integrity in patients evaluated for male infertility. Fertil Steril. 2006; 85: 496-9.

Wyrobek AJ, Aardema M, Eichenlaub-Ritter U, Ferguson L, Marchetti F: Mechanisms and targets involved in maternal and paternal age effects on numerical aneuploidy. Environ Mol Mutagen. 1996; 28: 254-64.

Hultman CM; Sandin S; Levine SZ; Lichtenstein P; Reichenberg A: Advancing paternal age and risk of autism: new evidence from a population-based study and a meta-analysis of epidemiological studies. Mol Psychiatry 2011; 16:1203–1212

Robinson L, Gallos ID, Conner SJ, Rajkhowa M, Miller D, Lewis S, Kirkman-Brown J, Coomarasamy A. The effect of sperm DNA fragmentation on miscarriage rates: a systematic review and meta-analysis. Hum Reprod. 2012 Oct;27(10):2908-17 ("Robinson 2012").

Johnson L, Petty CS, Porter JC, Neaves WB: Germ cell degeneration during postprophase of meiosis and serum concentrations of gonadotropins in young adult and older adult men. Biol Reprod. 1984; 31: 779-84.18;

Plastira K, Msaouel P, Angelopoulou R, Zanioti K, Plastiras A, Pothos A, Bolaris S, Paparisteidis N, Mantas D: The effects of age on DNA fragmentation, chromatin packaging and conventional semen parameters in spermatozoa of oligoasthenoteratozoospermic patients. J Assist Reprod Genet. 2007; 24: 437-43.

Siddighi 2007

Misell LM, Holochwost D, Boban D, Santi N, Shefi N, Hellerstein MK, Turek PJ: A stable isotope-mass spectrometric method for measuring human spermatogenesis kinetics in vivo. J Urol. 2006; 175: 242-6

Auger J, Eustache F, Andersen AG, Irvine DS, Jørgensen N, Skakkebaek NE, Suominen J, Toppari J, Vierula M, Jouannet P:

Sperm morphological defects related to environment, lifestyle and medical history of 1001 male partners of pregnant women from four European cities. Hum Reprod. 2001; 16: 2710-7.

Armstrong JS, Rajasekaran M, Chamulitrat W, Gatti P, Hellstrom WJ, Sikka SC. Characterization of reactive oxygen species induced effects on human spermatozoa movement and energy metabolism. Free Radic. Biol. Med. 1999; 26: 869-80. 12

Kodama H, Yamaguchi R, Fukuda J, Kasai H, Tanaka T. Increased oxidative deoxyribonucleic acid damage in the spermatozoa of infertile male patients. Fertil. Steril. 1997; 68: 519-24. 13

Barroso G, Morshedi M, Oehninger S. Analysis of DNA fragmentation, plasma membrane translocation of phosphatidylserine and oxidative stress in human spermatozoa. Hum. Reprod. 2000; 15: 1338-44.

Mahfouz R, Sharma R, Thiyagarajan A, Kale V, Gupta S, Sabanegh E, Agarwal A. Semen characteristics and sperm DNA fragmentation in infertile men with low and high levels of seminal reactive oxygen species. Fertil Steril. 2010 Nov;94(6):2141-6.

Wong EW, Cheng CY. Impacts of environmental toxicants on male reproductive dysfunction. Trends Pharmacol Sci. 2011 May;32(5):290-9.

Meseguer M, Martínez-Conejero JA, O'Connor JE, Pellicer A, Remohí J, Garrido N. The significance of sperm DNA oxidation in embryo development and reproductive outcome in an oocyte donation program: a new model to study a male infertility prognostic factor. Fertil Steril. 2008 May;89(5):1191-9.

Ross C, Morriss A, Khairy M, Khalaf Y, Braude P, Coomarasamy A, El-Toukhy T. A systematic review of the effect of oral antioxidants on male infertility. Reprod Biomed Online. 2010 Jun;20(6):711-23 .

Showell MG, Brown J, Yazdani A, Stankiewicz MT, Hart RJ. Antioxidants for male subfertility. Cochrane Database of Systematic Reviews (Online) 2011;11:CD007411.

Greco E, Romano S, Iacobelli M, Ferrero S, Baroni E, Minasi MG, Ubaldi F, Rienzi L, Tesarik J. ICSI in cases of sperm DNA damage: beneficial effect of oral antioxidant treatment. Hum Reprod. 2005 Sep;20(9):2590-4 ("Greco 2005b").

Ross C, Morriss A, Khairy M, Khalaf Y, Braude P, Coomarasamy A, El-Toukhy T. A systematic review of the effect of oral antioxidants on male infertility. Reprod Biomed Online. 2010 Jun;20(6):711-23.

Schmid TE, Eskenazi B, Marchetti F, Young S, Weldon RH, Baumgartner A, Anderson D, Wyrobek AJ. Micronutrients intake is associated with improved sperm DNA quality in older men. Fertil Steril. 2012 Nov;98(5):1130-7.e1

Mancini A, De Marinis L, Oradei A, Hallgass ME, Conte G, Pozza D, Littarru GP. Coenzyme Q10 concentrations in normal and pathological human seminal fluid. J Androl. 1994 Nov-Dec;15(6):591-4.

Lafuente R, González-Comadrán M, Solà I, López G, Brassesco M, Carreras R, Checa MA. Coenzyme Q10 and male infertility: a meta-analysis. J Assist Reprod Genet. 2013 Sep;30(9):1147-56;

Nadjarzadeh A, Shidfar F, Amirjannati N, Vafa MR, Motevalian SA, Gohari MR, Nazeri Kakhki SA, Akhondi MM, Sadeghi MR. Effect of Coenzyme Q10 supplementation on antioxidant enzymes activity and oxidative stress of seminal plasma: a double-blind randomised clinical trial. Andrologia. 2013 Jan 7

Abad C, Amengual MJ, Gosálvez J, Coward K, Hannaoui N, Benet J, García-Peiró A, Prats J. Effects of oral antioxidant treatment upon the dynamics of human sperm DNA fragmentation and subpopulations of sperm with highly degraded DNA. Andrologia. 2013 Jun;45(3):211-6.

Safarinejad MR, Safarinejad S, Shafiei N, Safarinejad S. Effects of the reduced form of coenzyme Q10 (ubiquinol) on semen parameters in men with idiopathic infertility: a double-blind, placebo controlled, randomized study. J Urol. 2012 Aug;188(2):526-31.

Young SS, Eskenazi B, Marchetti FM, Block G, Wyrobek AJ. The association of folate, zinc and antioxidant intake with sperm aneuploidy in healthy non-smoking men. Hum Reprod. 2008 May;23(5):1014-22

Mendiola J, Torres-Cantero AM, Vioque J, Moreno-Grau JM, Ten J, Roca M, Moreno-Grau S, Bernabeu R. A low intake of antioxidant nutrients is associated with poor semen quality in patients attending fertility clinics. Fertil Steril. 2010;11:1128–1133.

Silver EW, Eskenazi B, Evenson DP, Block G, Young S, Wyrobek AJ. Effect of antioxidant intake on sperm chromatin stability in healthy nonsmoking men. J Androl. 2005 Jul-Aug;26(4):550-6.

Braga DP, Halpern G, Figueira Rde C, Setti AS, Iaconelli A Jr, Borges E Jr. Food intake and social habits in male patients and its relationship to intracytoplasmic sperm injection outcomes. Fertil Steril. 2012 Jan;97(1):53-9.

Schmid TE, Eskenazi B, Marchetti F, Young S, Weldon RH, Baumgartner A, Anderson D, Wyrobek AJ. Micronutrients intake is associated with improved sperm DNA quality in older men. Fertil Steril. 2012 Nov;98(5):1130-7.e1.

Gupta NP, Kumar R (2002) Lycopene therapy in idiopathic male infertility—a preliminary report. Int Urol Nephrol 34(3):369– 372.

Huang XF, Li Y, Gu YH, Liu M, Xu Y, Yuan Y, Sun F, Zhang HQ, Shi HJ. The effects of Di-(2-ethylhexyl)-phthalate exposure on fertilization and embryonic development in vitro and testicular genomic mutation in vivo. PLoS One. 2012;7(11):e50465;

Pant N, Pant A, Shukla M, Mathur N, Gupta Y, Saxena D. Environmental and experimental exposure of phthalate esters: the toxicological consequence on human sperm. Hum Exp Toxicol. 2011 Jun;30(6):507-14;

Duty S. M., Singh N. P., Silva M. J., Barr D. B., Brock J. W., Ryan L., Herrick R. F., Christiani D. C., Hauser R. 2003b. The relationship between environmental exposures to phthalates and DNA damage in human sperm using the neutral comet assay. Environ. Health Perspect. 111, 1164–1169. ("In conclusion, this study represents the first human data to demonstrate that urinary MEP, at environmental levels, is associated with increased DNA damage in sperm.")

Mendiola J, Meeker JD, Jørgensen N, Andersson AM, Liu F, Calafat AM, Redmon JB, Drobnis EZ, Sparks AE, Wang C, Hauser R, Swan SH. Urinary concentrations of di(2-ethylhexyl) phthalate metabolites and serum reproductive hormones: pooled analysis of fertile and infertile men. J Androl. 2012 May-Jun;33(3):488-98.

Meeker J. D., Calafat A.M., Hauser R. Urinary metabolites of di(2-ethylhexyl) phthalate are associated with decreased steroid hormone levels in adult men.. J Androl. 2009 May–Jun; 30(3): 287–297.

Ferguson KK, Loch-Caruso R, Meeker JD. Urinary phthalate metabolites in relation to biomarkers of inflammation and oxidative stress: NHANES 1999-2006. Environ Res. 2011 Jul;111(5):718-26.

Buck Louis G.M., Sundaram R., Sweeney A., Schisterman E.F., Kannan K. Bisphenol A, phthalates and couple fecundity, the life study. Fertil. Steril. 2013 Sep; 100(3): S1.

Meeker JD, Ehrlich S, Toth TL, Wright DL, Calafat AM, Trisini AT, Ye X, Hauser R. Semen quality and sperm DNA damage in relation to urinary bisphenol A among men from an infertility clinic. Reprod Toxicol. 2010 Dec;30(4):532-9.

Knez J, Kranvogl R, Breznik BP, Vončina E, Vlaisavljević V. Are urinary bisphenol A levels in men related to semen quality and embryo development after medically assisted reproduction? Fertil Steril. 2014 Jan;101(1):215-221.e5Li DK, Zhou Z, Miao M, He Y, Wang J, Ferber J, Herrinton LJ, Gao E, Yuan W. Urine bisphenol-A (BPA) level in relation to semen quality. Fertil Steril. 2011 Feb;95(2):625-30.e1-4.

Liu C, Duan W, Zhang L, Xu S, Li R, Chen C, He M, Lu Y, Wu H, Yu Z, Zhou Z. Bisphenol A exposure at an environmentally relevant dose induces meiotic abnormalities in adult male rats. Cell Tissue Res. 2014 Jan;355(1):223-32.

Wu HM, Lin-Tan DT, Wang ML, Huang HY, Lee CL, Wang HS, Soong YK, Lin JL. Lead level in seminal plasma may affect semen quality for men without occupational exposure to lead. Reprod Biol Endocrinol. 2012 Nov 8;10:91.

Telisman S, Colak B, Pizent A, Jurasović J, Cvitković P. Reproductive toxicity of low-level lead exposure in men. Environ Res. 2007 Oct;105(2):256-66.

Hernández-Ochoa I, García-Vargas G, López-Carrillo L, Rubio-Andrade M, Morán-Martínez J, Cebrián ME, Quintanilla-Vega B. Low lead environmental exposure alters semen quality and sperm chromatin condensation in northern Mexico. Reprod Toxicol. 2005 Jul-Aug; 20(2):221-8.

http://www.ewg.org/report/ewgs-water-filter-buying-guide

Arabi M, Heydarnejad MS. In vitro mercury exposure on spermatozoa from normospermic individuals. Pak J Biol Sci. 2007;10:2448–53.

Mohamed MK, Lee WI, Mottet NK, Burbacher TM. Laser light-scattering study of the toxic effects of methylmercury on sperm motility. J Androl. 1986;7:11–5.

Ernst E, Lauritsen JG. Effect of organic and inorganic mercury on human sperm motility. Pharmacol Toxicol. 1991;68:440–4.

Mocevic E, Specht IO, Marott JL, Giwercman A, Jönsson BA, Toft G, Lundh T, Bonde JP. Environmental mercury exposure, semen quality and reproductive hormones in Greenlandic Inuit and European men: a cross-sectional study. Asian J Androl. 2013 Jan;15(1):97-104

http://www.ewg.org/research/dirty-dozen-list-endocrine-disruptors

Sandhu RS, Wong TH, Kling CA, Chohan KR. In vitro effects of coital lubricants and synthetic and natural oils on sperm motility. Fertil Steril. 2014 Jan 23.

Agarwal A, Deepinder F, Cocuzza M, Short RA, Evenson DP. Effect of vaginal lubricants on sperm motility and chromatin integrity: a prospective comparative study. Fertil Steril. 2008 Feb;89(2):375-9.

Gaur DS, Talekar MS, Pathak VP. Alcohol intake and cigarette smoking: Impact of two major lifestyle factors on male fertility. Indian J Pathol Microbiol. 2010;11:35-40.

Muthusami KR, Chinnaswamy P. Effect of chronic alcoholism on male fertility hormones and semen quality. Fertil Steril. 2005;11:919-924

Klonoff-Cohen H, Lam-Kruglick P, Gonzalez C. Effects of maternal and paternal alcohol consumption on the success rates of in vitro fertilization and gamete intrafallopian transfer. Fertil Steril. 2003;79:330-9.

Braga DP, Halpern G, Figueira Rde C, Setti AS, Iaconelli A Jr, Borges E Jr. Food intake and social habits in male patients and its relationship to intracytoplasmic sperm injection outcomes. Fertil Steril. 2012 Jan;97(1):53-9.

Koch OR, Pani G, Borrello S et al. Oxidative stress and antioxidant defenses in ethanol-induced cell injury. Mol Aspects Med. 2004; 25: 191-8.

Agarwal A, Deepinder F, Sharma RK, Ranga G, Li J. Effect of cell phone usage on semen analysis in men attending infertility clinic: An observational study. Fertil Steril. 2008;11:124-128

Agarwal A, Desai NR, Makker K, Varghese A, Mouradi R, Sabanegh E, Sharma R. Effects of radiofrequency electromagnetic waves (RF-EMW) from cellular phones on human ejaculated semen: An in vitro pilot study. Fertil Steril. 2009;11:1318-1325.

Agarwal A, Singh A, Hamada A, Kesari K. Cell phones and male infertility: A review of recent innovations in technology and consequences. Int Braz J Urol. 2011;11:432–454.

Carlsen E, Andersson AM, Petersen JH, Skakkebaek NE. History of febrile illness and variation in semen quality. Hum. Reprod. 2003; 18: 2089–92.

Jung A, Leonhardt F, Schill W, Schuppe H. Influence of the type of undertrousers and physical activity on scrotal temperature. Hum Reprod. 2005;11:1022–1027

Tiemessen CH, Evers JL, Bots RS. Tight-fitting underwear and sperm quality. Lancet. 1996;11:1844–1845.

www.ingramcontent.com/pod-product-compliance
Lightning Source LLC
Chambersburg PA
CBHW020417010526
44118CB00010B/291